扫 码 观 看
真人教学视频

# 好好生 好好美

## 跟王昕学
## 产后修复瑜伽

王昕 著

中国妇女出版社

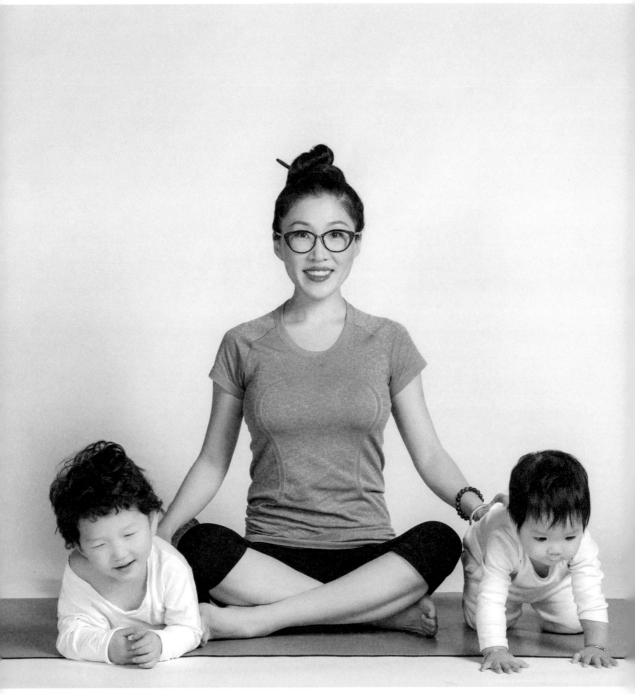

王昕和儿子漠漠、女儿萨萨

# 目 录 CONTENTS

## 1 一定要知道的知识

## 3 一定要考虑的问题

## 2 一定要修复的关键

# 推荐序一

快过年了，王昕给我打来电话，说两个孩子自愿跟姥姥去山东过年，她留在北京又可以干点儿活儿了。我认识王昕，是从和她探讨孕产妇能不能做瑜伽开始的，她是学过医的，2004年进入瑜伽行业，2007年开始专攻孕产瑜伽，2010年开始孕产瑜伽教学。从见到她的那一刻起，我就喜欢她了，她为人大方、热情，工作认真、温和、耐心，有现代女孩的时尚和美丽，又有传统女孩的沉稳和优雅。和她接触后，就看到了她的长着一头卷毛、活泼可爱的儿子。不久她又生

了女儿，两个年龄相差不大的孩子给她增加了不少事务和劳作。她一边工作，一边管孩子，甚至生老二后，坐月子期间还安排了讲课，工作安排得总是那么多、那么满，我真心疼她。即使这样，也没有看到她丝毫懈怠，没有听到她诉苦，每次见到依然是高高兴兴、风风火火地在干活儿，我被她打动了。

最近她又拿来写的第一本书《好好生 好好美——跟王昕学产后修复瑜伽》让我写序，我一辈子做妇幼保健，不十分懂瑜伽，我怕不能胜任想推辞，但她仍希望我

来写。翻看书稿，里面的内容又一次打动了我，这是她工作的总结，生活的体会，真实、生动，有针对性，语言通俗明了，有时还有些随意而谈。书中不但讲了孕产妇瑜伽，还讲了一些妇幼保健知识；不但包含了产后瑜伽对人体美的重塑技巧，还涉及了心灵的提升，满满的正能量。本书看点很多，如"不做被孕产'绑架'的中国女性""女人如何活成自己想要的样子""你真的会呼吸吗""产后瑜伽的有效性""调动你的内核心""腰腹恢复"，等等，是一本有用的书，也是一本好看的书。

一个女人既要好好生，又要好好美，对妇幼保健来说是一个好的命题。一个女人变成妈妈是一次重大的蜕变，要成为健康、智慧、有爱心、有担当的漂亮妈妈，需要付出努力，需要学习，不仅需要学习方方面面的知识和技能，还包含了学习如何和孩子一起成长。一旦目标明确，我们就勇往直前吧！

女人如歌，由自己作曲、自己演唱，不同的歌有不同的风格和味道，如歌的女人在不同的人生阶段又有不同的歌，不同的美学享受，它将弥漫在每一个家庭和每一个社会空间，甚至如潺潺溪流，在起伏跌宕中，带着对美的近似永恒的追寻，裹入女人的情怀。

在人类生存发展长河中，对美与健康的追求，一直是女人耳畔一首永恒、动听、优美的乐曲。在乐曲中律动，在乐曲中塑造形体美，这是王昕希望告诉读者的。这本书，女人可以读，她们的另一半也可以读，一起提升对美学与健康的理解，想一想，都是一件十分快乐的事情。

中国妇幼保健协会副秘书长　宋岚芹

2019年2月1日

# 响亮的美丽

毫无疑问，在瑜伽的历史长河里，不乏女性习练者和成就者的身影。在一些瑜伽的神话传说中，女性甚至往往就是某个瑜伽传统流派的创始者之后的第一传承人，例如，希瓦（Siva）和他的妻子夏克提（Shakti），耶纳扶科亚（Yajnavalkya）与他的妻子噶姬（Gargi），等等。瑜伽并不存在对女性习练者的歧视，但对这些女性传承者的详细修持和传承经历则鲜有完整的记载。传统观念中，瑜伽一直作为人类（无论男女）共享的灵性修持、人文关怀、终极追问的可靠手段和道路，但其习练团体和传承脉系，则主要保留在男性之中。

一个多世纪之前，瑜伽在印度还仅仅是某种古老的退藏于密的修行体系，哈达瑜伽几乎沦为街头展示的越来越少见的卖艺炫技。但经过诸多大师们的努力，瑜伽完美转身，成功地完成了其现代化过程。瑜伽的现代化，真正在社会实践层面上的实现，有赖于两个方面的转变。一是瑜伽从修行的学问与技术转变成促进身心健康与保健的有利途径，从服务于特定人群的灵性诉求转向普罗大众的健康需求。

另一个转变则来自女性瑜伽的兴起，瑜伽习练者开始从以男性为主转变为有越来越多的女性参与。真正意义上的女性瑜伽的出现，还仅仅不到90年的时间。女性瑜伽开始切切实实关注女性特有的生理特征和生理阶段，关注女性特有的担负人类继承和繁衍的特殊使命，包括瑜伽文化传承的重任。瑜伽士尤金德拉（Sri Yogendra）把哈达瑜伽教给了他的夫人萨提·黛薇（Sati Devi），后者于1934年左右写出了第一本女性瑜伽的简明指南。而现代瑜伽之父克里希那玛查亚（Krishnamacharya）于1937年左右完成了祖传秘籍《瑜伽奥秘》（Yoga Rahasya）的文本重建。《瑜伽奥秘》相传由9世纪传奇瑜伽士那达牟尼（Nathamuni）所撰，有详细的女性孕期瑜伽习练的指导。克里希那玛查亚在教学中明确地指出瑜伽对女性的重要性，以及女性对瑜伽的重要性，他极富远见地认为：长远而往，女性是瑜伽传承和复兴的重要力量。由此，瑜伽与女性之间就形成了互相成就、相得益彰的关系，而且这种关系随着时间的推移，仍在不断地磨合与发展中。同时，瑜伽更成为帮助女性实现意识觉醒、成就事业和人生的非常坚实可靠的自我激励的伙伴。

女性瑜伽的推广和传播，颇具现代意义和时代价值。瑜伽特有的实践性和实用性，使得它既契合科学理性，又属于文化教养；既具备哲学深度，又能够抚慰心灵。由于以前无完备的体系可以借鉴，女性又往往是经济文化、家族传统、社会发展的综合体现者，女性瑜伽就必然需要经过多年的观察实践、大面积的教学，通过不断地修正，才能真正走向成熟。女性瑜伽理论和书籍的出现无不是源自深厚的实践总结和提炼，不同的文化背景之下也会形成自己独有的特色。

王昕老师倾注许多心血完成的作品，正是在这一大背景之下出现的富有中国特色的女性瑜伽书。王昕老师是国际孕产交流大会的创办者，两届青年瑜伽大会的主讲教师，也是诸多国际、国内瑜伽大会的主讲者，是一位富有探索精神并富有成就的瑜伽老师。她为人热情真诚，勤于学习和钻研，胸怀大爱，富有奉献精神，学员遍布全中国。她还是一位优秀的母亲。此书及其后续系列总结提炼了她十多年来的亲身体验和严谨负责的教学经验，非常珍贵。通贯全书，文笔真挚坦诚，深入浅出，浅显易懂。

瑜伽的魅力在于，无论你出于何种需求、因为何种原因邂逅它，你都会从中获得益处。瑜伽，它让我们从喧嚣中保持宁静，于炙热中寻得一份清凉，于贫瘠中获取丰富，于平凡中独步自在。它帮助我们内在自如平定，收放有度，雍容面对浮世不断的流变。"瑜伽是女性的瑰宝。"吉塔·艾扬格大师说。

愿王昕老师的书带给你自我突破、破茧成蝶的力量。愿它为你的幸福人生助力，愿它成为你每一个进步的阶梯。

瑜伽教育者　闻风

2019年2月19日于浙江大学

# 让她们永远美丽下去

　　算起来我跟王昕老师认识已有十余个年头了，是看着她从一个医务工作者华丽转身，一步一步成长为中国孕婴协会大陆地区唯一授权培训导师的见证人。她多年来专注于孕产瑜伽的教学和培训，现在已经桃李满天下。看到越来越多的孕产妇因她的帮助而获益，我深深地为她的成就感到自豪。今天听闻她在百忙之中，把自己多年来的孕产瑜伽教学培训的经验整理成书，分享给大家，让更多的女性朋友受益，更是为她高兴！善良会让她更美丽！

　　每位女性都希望自己能有一个安全健康的孕产期。《奥义书》上说："健康给生命长寿、坚实和力量，借此，整个尘世便变得丰富多彩。"健康是身与心的平和状态，既不能通过金钱买到，也不能通过捷径获得，它是自身的一种修炼：科学饮食，适当锻炼，身心平衡以及合理休息。

　　怀孕和生产是一个美好而艰辛的过程，会给女性的身体和心理带来很大的冲击。但正像王昕书中所说的那样，怀孕是一个特殊的生理时期，不是一个病理时期，所以孕妇不是病人。很多孕妇都被当成大熊猫似的保护起来,吃得好、运动少,造成自己和宝宝营养都过剩,导致孕期出现高血压或糖尿病等并发症,影响孕期安全和健康,甚至给孕妇后半生的健康留下隐患。许多妈妈产后不能科学坐月子,导致产后恢复不良。据统计,我国已婚已育女性中,45%的人有不同程度的盆底功能障碍,轻则性生活不和谐、尿频便秘,重则走路漏尿、腰酸背痛,更严重的甚至子宫脱垂。怀孕和生产过程中造成的盆底肌肉损伤未及时获得修复,是出现这些问题的主要原因。另外,孕产妇由于体内激素水平和身体的变化,会产生一些情绪上的波动,会有焦虑、怀疑、自卑、沮丧、烦躁等不良情绪产生,如果不能及时排解这些不良情绪,也会危及孕期及产后的安全和健康。

孕期瑜伽练习可以带来完美的身心平衡。孕期瑜伽会针对怀孕的身体做出针对性的训练,有助于良好的消化、良好的血液循环和轻松的呼吸,有利于缓解孕期疲劳和精神紧张,有利于排出体内毒素,缓解生产时的疼痛。产后适时开始瑜伽练习，有利于子宫恢复到正常位置，促进受损的盆底肌肉和韧带的弹性恢复，加快腹部肌肉的复位，减少脂肪囤积，恢复皮肤张力，减轻身体水肿，有利于新手妈妈体形的恢复，缓解产后焦虑情绪，促进母乳分泌，降低产后抑郁症的发生概率。

感谢王昕老师让更多的女性能

与孕产瑜伽相遇，让她们有机会科学合理地管理自己的妊娠分娩和产后恢复，让她们永远健康美丽下去。

该书语言风趣幽默，通俗易懂，又不失医学的严谨，难能可贵。

希望孕产瑜伽能帮助到更多的女性朋友！

北京协和医院教授　杨文东

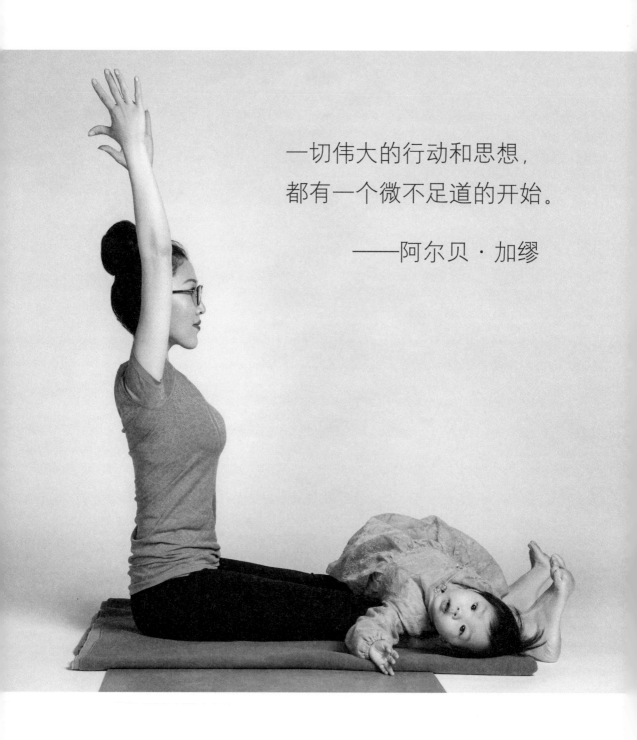

一切伟大的行动和思想，
都有一个微不足道的开始。

——阿尔贝·加缪

# 不做被孕产"绑架"的中国女性

CE PREFACE

如果不是亲自生儿育女，同时还是孕产瑜伽的老师，我从来没有想过怀孕这件事有这么多需要我们"注意"的地方。

我们常常听到老一辈的妈妈们这么说：都是月子里落下的病根儿！所以才会腰疼、手腕疼、肩膀疼、脊背疼，一到变天腿疼、浑身难受，等等。确实，以前的经济和物质条件艰苦，很多妈妈们没有办法，顾不得冷热，辛辛苦苦才能把我们拉扯大。可是现在，依然有这么说或者这么想的妈妈们，真的就是孕产的误区了！

这样的孕产过程，从备孕开始，贯穿整个孕期，到生完孩子，充满了种种误区：

备孕的，明明是两个人生孩子，却只见夫妻中一人为此事操劳，老婆吃药、调理苦不堪言，老公却"不得不"社交应酬，抽烟、喝酒一样没少。

怀孕后，女性几乎就成了一个"废人"，这也不让干，那也不让干，任务就是多吃、多喝、多睡，无条件哄着、宠着，同时——你变胖了，正常的，怀孕都这样；你下肢浮肿，正常的，怀孕都这样；你腰疼，正常的；腿疼，正常的；长妊娠纹了，正常的；漏尿，正常的。

"你真是辛苦了啊，生完孩子就好了呢！"

终于，生完孩子了，你却慢慢发现，肚子怎么还是那么大，屁股怎么还是那么大，腿成了大象腿，腰疼、背疼、浮肿、妊娠纹、漏尿……这些都还在！

"哎呀，怀孕都这样！生完孩子都这样！"

于是，你万念俱灰、怨气丛生：都怪老公，要是不生孩子就不会这样；都怪孩子，不然我还是少女身材……

就这样一步步，不少中国女性走入了孕产的误区，成了自己最讨厌的那种人——众多絮絮叨叨的怨妇之一。

即使一些有知识、有文化的"现代派"妈妈，也很难避开一些误区，要做很多的斗争和严格自律：作为舌尖上的中国人，我们五千年的美食文化恨不得在孕期全部展现，各种山珍海味、十全大补汤诱惑着你。从备孕开始加强营养，到怀孕、到产后坐月子，你一直在吃吃吃，补补补。孕妈妈如果想控制体重，周围几乎都是反对的声音，甚至会被指责："怀孕了还减什么肥啊，不能都为了自己！哪能自己不吃，让孩子缺呢！"

这是最大的撒手锏，但也是最错误的观点，因为孩子真的不是这样补的啊！

这些传统习俗、生活理念和对待孕妈妈的方式，在长久的文化习惯和一代代婆婆妈妈们的念叨中，在为了省去麻烦的一些医生的认可下，成了大行其道的观念，甚至是大众的共识。怀孕后就是辛苦的，生孩子就是鬼门关；怀孕后你就是会变胖、变丑，哺乳就是会导致胸下垂；生孩子后你就是会变邋遢，你就不能有自己的工作，不能有自己的生活……完全不对啊！

完全没必要这样的！

请记住第一个知识点：怀孕是生理时期，不是病理时期！

意思就是说，只要没有医疗上认为不能运动的禁忌证，医生没有说你只能、必须、一定得躺着养胎，那么你该做什么还是可以做什么的。实际上，所有的孕妈妈都应该活动的。

总听人说："腰疼啊？那你辛

苦了！"——辛苦了？怎么就不为你想想，腰疼，那应该做些什么让腰不疼呢？

怀孕了，就不能洗澡、刷牙、化妆、出去逛街？什么年代了！

你腰疼、腿疼、脚疼、脊背疼、手腕疼，更多是不运动、不科学的饮食、不良的生活姿态造成的，是可以避免的！

现代的孕妈妈和宝宝们，营养过剩的远远大于营养缺乏的，妈妈超重、宝宝过大在生产和产后都是大问题，但这是可以避免的！

孕期肥胖附带妊娠期并发症，

高血压、高血糖等导致"糖妈妈""糖宝宝"，这是可以避免的！

妊娠纹、产后漏尿、产后性交痛等，都是可以预防的！

母乳喂养不会导致胸下垂，错误的哺乳姿势才会让你胸下垂！母乳喂养反而是美胸、调胸的最佳时期！

产后肥胖，肚子、屁股上的赘肉减不下去，有可能是你腹直肌一直没有闭合！

该控制体重的时候不控制，一生完却希望立即恢复原样，妊娠纹、腰背痛、糖尿病、肠胃疾病等，就是这么来的！

醒醒吧！

知识改变命运，科学饮食、合理运动，孕妈妈的孕期就会舒服、顺利很多！

我从2007年开始专门开设孕期瑜伽私教课，2010年开始做孕产瑜伽教学培训，这十多年来，上过我孕产瑜伽私教课的孕妇很多，有的有运动习惯或者瑜伽基础，也有的瑜伽零基础或者完全没有任何运动习惯。妈妈们带着犹疑和忐忑来练习：行不行啊？安全不安全？

刚开始上孕妇的私教课时，只有一两个孕妈妈来，她们在孕产瑜伽的帮助下，疼痛减少了，生产也顺利，预防了身材的走形，产后健康地恢复了，做了妈妈也依然自信、美丽。她们的受益和变化，给了我坚持做下去的无限信心和动力。来的人慢慢增多。孕期来练习的妈妈们，产后也继续来了，孕期瑜伽让她们的日常生活和生产过程都顺利了很多，不舒服的地方舒服了，确实比没有练过的妈妈们少受罪。妇产科的大夫们也反馈，会正确呼吸和配合产程发力的妈妈们都是练过的，健康的体魄也让她们更有力量去生产。在我们这里坚持上孕期瑜伽课的孕妈妈们，顺产率高达96%，99%都成功预防了妊娠纹。

事实证明：行！安全的。

忐忑的妈妈们成了自信的妈妈们，产后及时的运动修复让她们可以健康、快速地融入日常快节奏的生活，自信的她们成了健康的辣妈和身心轻盈的少女。

国人对瑜伽的认识，这些年也发生了很大的变化。大家开始知道瑜伽适合所有人。瑜伽的理念和太极有相通之处，它是一种身、心、灵相结合的运动，追求的是一个人身、心、灵整体的调和、稳定和健康。它增强伸展、力量、耐力，强化心肺功能，协调机体平衡。软的人呢，要练得硬一点儿，要更有力量；硬的人呢，要练得伸展一点儿、柔韧一点儿——硬则不通，太硬的话经络不通畅，反倒容易引起一些身体问题。

对于孕产瑜伽也是一样的，大家逐渐知道走路、瑜伽和游泳是适合孕妇的运动，而专业的孕产瑜伽是在很安全的基础上，让每个孕妈妈去做该做的事。目前中国的剖宫产率远高于世界卫生组织给出的

15%的警戒线。这几年国家开始推广顺产，大家越来越认识到顺产对孩子好、对妈妈也好，同时二胎政策放开，更多的高龄产妇出现。孕产瑜伽越来越流行，市场需求也越来越大，同时，对于安全的考量也越来越严格。

怀孕几乎是每个女性都会经历的时期，也是我们最没有安全感的时期。几乎所有的孕妈妈甚至包括家人都会充满担心，既要保证孕期安全，又想产后容易恢复，怀孕成了既甜蜜又忧虑的事情。

以中国的人口基数来说，孕期运动的人其实并没有那么多，有可能是习惯的问题，有可能是工作、生活压力太大，有可能是时间的问题，更多的是知识、理念不够。

而本书以我十多年来孕产瑜伽教学的经验和数据为基础，以我遇到的上万名孕妈妈的需求和状况为参照，从孕产的医学知识开始讲起，拓展到能帮助机体恢复的瑜伽体式。书中内容以孕妇安全为第一原则，针对中国孕妈妈的体质、需求和常见问题，更具有功能性和可操作性。

我们同为中国女性，大多都是

要做或已经做妈妈的人，既要看见自己的勇敢和坚持，也要看见自己的懦弱和懒惰。据说第一个孩子生下来的前3年，对家庭关系来说是个考验期，婆婆说这样、妈妈说那样，万一爸爸或者公公再插嘴，而老公没有任何意见，孕妈妈就得疯。我们家是前3天就已经面临这样的考验，妈妈和婆婆都有主意，而我更有主意，于是一个都没少得罪……幸好我老公跟我学习孕产瑜伽多年，他坚定地站在了我这一边。

希望每一位中国女性在孕产期这段可能孤独难熬的时光里，找到同伴，不辜负自己，也不辜负孩子，用科学的运动和健康的生活习惯武装自己的身体和头脑，拥有更舒服、更美丽的身体，能享受孕育生命的幸福时光，不做被孕产"绑架"的妈妈。

希望处于孕产阶段的中国女性，为了母婴健康，利用好这本工具书，保持健康的生活习惯，坚持科学的锻炼。不要被社会或者家庭的错误观念动摇，不要被老式的生活习惯和诱惑所限制，不要为自己的懒惰找借口而把责任推给宝宝，不要因为生完孩子而自我打折，更不要成为怨念丛生的妈妈！

孕产期间遇到问题，要么遵医嘱，要么自己想想能做些什么来解决它。

女本柔弱，为母则刚，用知识武装自己，拒绝做被孕产"绑架"的中国女性。

# 女人如何活成自己想要的样子

FOREWORD FOR

30岁的时候，我想要我的孩子，我也想要我的身材——身体是自己的，要尽情享用、尽兴折腾！趁早把自己折腾成自己喜欢的样子，会多高兴很多年。

现在，我有了自己的孩子，虽然并没有因为我是孕产瑜伽老师，生孩子就比别人简单些——甚至还更困难，但因为我是孕产瑜伽老师，我的身材恢复，尤其骨盆的恢复，连骨科大夫都说好。

我们每个人第一次当妈妈都是没有经验的，孕期生活、产后生活也都是人生第一次，因为个体差

异，遇到种种问题很正常。我生老大的时候难产，生老二的时候住院保胎，都非常不让人省心。

我家老大漠漠，今年4岁了，是个健健康康的男子汉，但生他痛了我3天2夜。我羊水先破了，提前住院，生的时候没羊水，医生没有办法给我做自由体位，生产时用力过久子宫大出血……好不容易，孩子才生出来，我也因为大出血被抢救了一阵子才送回病房。

漠漠生下来7斤6两多，有点儿大，生完后3天，我都没有奶水。那时我们住在北京一个四合院的月子

中心，孩子哭声特别大，号哭了整整3天，全院都知道他有一个"冷酷无情"的亲妈，奶水没来，也不愿意给孩子吃任何配方奶或者其他食物，就一直让他"饿着"。

其实我和孩子都很煎熬。3天里，他哭，我就让他噙着我的乳头哭，不管白天还是晚上，没有奶也硬噙，噙完了再哭，哭累了睡，饿醒了继续硬噙……因为没有奶水，他一直使劲儿噙，我的乳头都变黑了，周围都是黑色的血泡，他一噙我就疼到抽搐，不夸张，简直比宫缩还要疼。但是孩子的吸吮和哭声，会刺激妈妈的乳腺分泌奶水。体质不同，有些人开奶就是这样艰难。

不给他吃别的任何东西，是因为我坚持要纯母乳喂养，这坚持的3天，我简直与全世界"为敌"。

我婆婆、我妈妈来看孩子，她们怎么接受得了孩子哭，想要喂水、米糊、奶粉等，都被我拦下了。月子中心的医生、护士们也是，每次来，看见孩子哭得厉害，便都问我："加（配方奶）吗？""真的不加吗？""还不加是吗？"把我和他们自己都问烦了。我坚持不加。

产前我去教孕产瑜伽课时，我老公都陪着我，他一直在听我讲的课，所以跟我意见一致。我俩让所有老人都回家休息，不用看孩子、不用陪床、不用送餐，我老公都会，长辈们就别管了。月子中心，我也可以应付。我有足够的知识储备，知道我和孩子可以坚持3天，我也知道我有能力和怎么样让奶水分泌，所以我可以为了等奶来坚持3天——每个宝宝和妈妈的身体情况都不一样，不要跟我学。

当整个月子中心都传遍了我的"冷酷"和漠漠的号哭后，我的奶水充足地来了。世界上有一个人会叫你"妈妈"，这不是随随便便叫的，当妈妈，就是要经历这个过程，有人顺利一些，有人艰难一些而已。特别感谢我老公的支持，不管是我妈妈还是我婆婆，都充满不解和怨气地质问我老公，而我老公只是坚定地跟她们说："听王昕的。"

我当时还有妊娠期糖尿病——虽然我整个孕期体重增加不多，但我们家遗传的，我是"糖妈妈"，漠漠算是个"糖宝宝"。生完漠漠之后，整24个月的哺乳期间，我虽然乳汁充沛，但乳腺的情况并不是特别好，至少得了15次乳腺炎，每个月至少一次，每次至少高热39.5℃以上，真的是非常难过。产后也是，我月子后很快恢复工作，那时候讲课时间和正常时期一样长，讲着讲着就容易胀奶，很不舒服。终于等到下课回酒店，赶紧通奶。到晚上，就开始发热，我自己吃药、裹着被子发汗，烧到天昏地暗。因为没有及时排乳，老大出生后我一直在和乳腺炎的煎熬抗争。

生第一个孩子毕竟没有实战经验，书本上和自己对学员讲得再多，真正经历的时候，还是会不太一样。这种频繁的发热经历实在太难过了，生老二后，我就特别注意。产后第一件事，就是买了好用的吸奶器；第二件事，母乳喂养的我常常抱着孩子跟我上课。她一边喝着奶，我一边讲着课，或者趁着课间休息赶紧跑去吸奶——不会上课上到那么忘我了。母乳喂养不容易，也很感恩学员们都能理解。我就再没有得过乳腺炎了。

我家老二萨萨今年2岁，生她更不易——早早保胎住院，打封闭就打了3次。但是到了老二，孕产的实战经验可都有了，认识我的人都知道，我生老二后比生老大后恢复得好。生老大时的一些小毛病，生完老二后全都好了。

怀老二时，我就没有停止过孕产瑜伽的练习，还专门买了一套产后瑜伽的器械，方便在家里天天练。有句话说"你的生活方式，你的病"，在孕产这件事上同理。孕妇怎么站、怎么坐、怎么睡、怎么走，就和孕期腰痛、耻骨痛、悬垂腹、浮肿等密切相关。孕期体态非常重要，做对了，产后修复就算完

成了一半——还在顶着大肚子走路的孕妈妈们，不要再伤害自己了。

大家应该知道，在科学、安全的前提下，孕期和月子里有一个准则：妈妈怎么开心怎么来。妈妈开心了奶水就好，奶水好了孩子就好，孩子好了全家都好。月子里确实不能受风，应该尽量避开人群，因为感染源多。现代都市生活，台风天、寒风冷雨天你肯定不会出去，但天气好的时候，人少的地方，你去溜达一会儿也没事。不要太过紧张。

生完老二，月子里我就开始了

一些简单的练习。我老公看见我在练，他总说："你歇会儿啊！"但是我不累，好习惯一旦养成，不练反而难受。我月子里还去妇幼医院讲课，还和好朋友一起去看电影。生完老二坐月子的时候是冬天，我好朋友来我家"陪我坐月子"，我们俩就每天出去看场电影。工作日的商场和电影院并没有什么人，看场电影、约个会，整个人心情非常好，对产后身体的恢复也是很好的。

我从来没有什么月子病，什么肩膀痛啊、受寒啊，都没有。

成为母亲的时候，我并不年轻，而且受了很多苦，但是我感谢我的瑜伽和医学知识，也感谢我的自律，让我现在恢复得很好，甚至生孩子前的一些问题，也都因为小天使的到来帮我解决了。

我以前工作的医院产科的大夫、资深的护士生完孩子后，我去看她们，她们也有抱着孩子在那儿哭的——喂乳头好疼，晚上睡不好觉，很紧张……产科的人生孩子还哭，我以前觉得很好笑，理论上她们应该很从容啊！但是亲自经历过后，就知道真的不一样。实践和理论知识还是有很大差别的，大家都是第一次，谁也不会比谁有多少优势。唯一的区别是，产后你会成为依然放肆美丽的辣妈，还是总抱怨因为生孩子失去魅力的怨妇？

女人真正自信美丽，就是有不因生完孩子而打折的底气。女子力，凭实力。要想过上自己向往的生活，最好的途径就是增强个人实力，既要增强大脑知识储备，也要健美四肢，养成运动习惯——让自己身心轻盈不是为了取悦他人，而是为了愉悦自己。

时间是把杀猪刀，那是因为你没有给自己花时间。你愿意为自己付出多少时间？你的容颜会记录你的答案，也会告诉别人你的答案。

瑜伽的本意是联结。联结的目的是为了超越割裂带来的限制，从而达到更为圆融自在的状态，以达成个体生命的圆满。在我，瑜伽就是这样一种生活方式。它是我自己主动选择的生活，是一种自律，一种深入日常生活和长期存在的觉察和自律的能力。坚持练习瑜伽，会让人更好地认识自己、塑造自己。

想做的事情，你就去做，一直坚持去做，就会达成目标。孕产瑜伽，就是在很安全的基础上，让每个孕妇去做该做的事情。

人生的全部阶段都很美，生孩子，是女人一生当中一个非常特殊的、珍贵的，也不会特别多次的体验。人活一世，不要浪费每一个去经历和体验的机会。年轻时，你身体充满了能量，在你还有选择权的时候，行使你的选择权，可以让自己拥有更广阔的时空和经验。正如南怀瑾所说，真正的修行是红尘炼心。

女人的美丽，从来不会因为怀孕和分娩而打折，强大的女性，永远魅力四射、风华正茂。

你有没有想过"妈妈"应该是什么样的?

你有没有想过如何活成自己想象中的"妈妈"呢?

我想，你可以做到自己想要的样子。

# 写给读者

在艺术家（比如人体摄影师）眼里，女人的身体就是生命历程的故事，无论是何种姿态、何种年龄，都有着独特的美与感动。身体就像女人的大地，我们用一生去拥抱、去耕耘，让它枝繁叶茂，收获繁花硕果，生活再留下斧凿印记，每一寸肌肤，都于无声处诉说着我们对自己的态度。

女性在人生任何阶段，都有那个阶段的美。对待每个阶段，也都有每个阶段的方法。即使成为妈妈之后，美丽的身体也依然可以自己塑造。

这本有关产后瑜伽的书，服务于所有对自己的身体健康有要求的女性。不管是瑜伽老师，还是瑜伽零基础的学习者，你都可以跟着提示做，没有顾虑地练习。一切以孕产安全为前提，一切为了母婴健康，这是我们一贯的原则，所以这是一本符合中国国情的孕产瑜伽干货书。

写这本书，我首先想传达两个观点：

第一，你身体的故事只能自己书写，美丽不要走捷径。

第二，每个人要根据自身的情况运动，瑜伽练习切忌攀比。

所谓"捷径",潜藏很多危险。

市面上有很多产后收骨盆的服务和广告,什么徒手收骨盆、几分钟快速瘦髋等,妇产科、康复科和骨科的医生们负责任、统一的答案是:"想要变成残疾吗?"

都不科学!

并不是说骨盆是复不了位、不能恢复的,也不是说用手或者仪器就做不到,关键是"快速收几厘米"是不科学的。收骨盆不是关键,怎么收才是关键!手法、仪器或者瑜伽体式都可以使骨盆复位,但是周围没有力量的话,依然有可能再度扯开。

产褥期的时候,新手妈妈的松弛素还在,关节是打开的,推几下就能回来,这很正常。可是回来之后怎样?还是有可能再打开的!我们的骨盆周围布满了神经和肌群,那么多神经,万一碰到了呢?骨盆总共才多大,"咔咔"把它往回收几厘米,因此压迫神经造成严重问题的大有人在。这些潜在风险,没有人告诉你。另外,很多妈妈产后看起来髋特别大,是由于髋关节单侧扭转造成的,即半转子脱位了。不把半转子调整到正位的情况下,把髋往中央挤是没有意义的！这样造成的只有伤害。

无数个运动康复的专家、妇产科的大夫、解剖的老师，他们都不建议使用手法快速复位，认为不科学。

那科学、专业的瑜伽做的是什么？是让你把骨盆正位之后，调动周围的肌肉力量自然收紧和保护，慢慢地恢复。我们要的是复位之后，做周围肌肉力量和稳定的练习。你要是不练，一旦姿势不正确，还是会劈开。就像习惯性脱臼一样，你真正需要的是通过不间断的练习，形成一种新的肌肉记忆，

你要加强你的胸部、肩膀、背部的肌肉力量，让你不再脱臼，而不是"咔"给你弄好了，说"你回去吧"，你回去，提个重物，"咔"又脱了。瑜伽坚持的是让好的结果变得更持久、长远，而不是那一秒钟、一阵子的高兴。

我的孕产瑜伽从来不拿收骨盆、收髋这种噱头吸引人。我教学对学员的要求也是，希望每个人都不要被这种雕虫小技欺骗，希望老师们自己也不要想着走弯路，去忽悠别人、抄捷径。教产后瑜伽的老师们自己首先不要着急，产后的新

手妈妈们也不要着急，我们慢慢地来。切记：万事，欲速则不达。

美丽的身体只能靠自己，徒手不行，仪器恢复也不如自己恢复。

有些妈妈产后愿意花20万去做使用仪器的产后修复项目、美容项目，也不愿意花200块钱上一节产后瑜伽的课。为什么？因为那样她很舒服呀，躺着就好了。她只要躺着，仪器给抖抖就好了，她自然不会花钱来上几节盆底肌、骨盆修复的课。当然，因为经济条件的关系，这样的人不是很多，但是有这种想法的大有人在。

很多妈妈觉得上瑜伽课太累了，这是误区之一。

产后月子里的课，几乎都是躺着的体式，用大地的力量支撑，不会太累。产后瑜伽练习都是很和缓的，不会有大量出汗的现象——对于产后哺乳的妈妈，大量出汗是一种禁忌，造成气血两亏，所以不会有很累的产后瑜伽课。

另外，仪器修复和徒手快速修复存在同样的问题——你身体其他的肌肉群是否能支撑那个恢复的效果？

我有一个朋友，产后已经5个月了，她做了几次仪器修复腹直肌项目，腹直肌分离还有2指，无奈才来找我看看。我一测，确实肚脐和脐下都是2指的分离。问她："是不是还漏尿？腰疼？"她很惊讶："对啊！你怎么知道？"

专业的孕产瑜伽以医学知识为基础，解决一个问题不是只看表象，而是要顺藤摸瓜寻其根。藤有问题，有可能你要找根；根有问题，有可能你要延展上来，看看藤是不是有问题。一般来说，肚脐上分离过大，十有八九肚脐后面的腰是疼的；肚脐下分离大，耻骨会不舒服，或者漏尿。根据个体的情况，找准问题的关键，再解决它，这是孕产瑜伽的优势。医疗的修复和身体运动互相配合，恢复的效果才是最好且稳固的。我的那个朋友在我这儿上了一阵子课，通过运动，漏尿和腹直肌分离的问题就都解决了。

孕产瑜伽的学习，在精不在多，教学品质和安全性是我们最为看重的。上课时我总会强调，现在，也强调给各位妈妈和未来的妈妈们：瑜伽锻炼千万不要攀比！

第一，做任何运动，包括瑜伽练习，不要上来就摆体式，唰唰唰地做，先找自己的需求！

先找锻炼的目的，再找方法，然后练习。具有针对性，有目标地坚持，才有效果。瑜伽练习，既不是急功近利的事情，也不是给别人看的面子工程，而是找到一种自己跟自己身体沟通的最合适的方式。即使你自己是瑜伽老师，也要注意孕期不要过度锻炼，安全第一。

第二，你是你，每个人都是不一样的，所做体式的难度、强度标准因个体情况而异。瑜伽锻炼，切忌互相攀比。

难免会有这样的妈妈，她想要做得像图片上一样美，或者想要达到跟老师一样的标准，或者看到旁边同样产后的妈妈做得更好，她也想要做到一样好。可是，这完全没有必要！练习瑜伽是来改善自己的身体状况的。每个人的状况不一样，你要做的是根据自己的个体情况，量力而行，慢慢进步。明天的你要和今天的你对比，和别人对比毫无意义。

还会有这样一些人，看到旁边人练得比自己好，觉得自己练得不好，对自己不满，就不愿意再练习了。这都是急功近利、求好心切的懒惰！不要攀比动作的部分，要比一比修复好各自身体的信心。普通的产后妈妈，运动一定要按照自己的节奏和能力做，不要和任何人攀比！

上产后瑜伽课的老师们一般要贴心提示：有些妈妈这节课可能会觉得有点儿累，没关系，保持自己呼吸的顺畅，保证自己在做就很好。要让妈妈们都放宽心，不要有压力、紧张。瑜伽练习是觉察自己，通过觉察自己身体的各个部位，从而觉察真实的自己。不是去发现你多么不好，而是发现原来你

还可以，让自己有信心，更从容去对待问题。

产后瑜伽的课，本来就是一件很麻烦的事情。以我们开设的产后修复课为例，产后课每次人都不会特别多，因为来上课的妈妈们都在哺乳期，也就是说孩子哭了想要喝奶，妈妈就得在。哺乳姿势正确与否，和脊柱、手肘、肩背等的疼痛密切相关。常常，一个妈妈好不容易一周来了两次，一次一个小时，给她调整、锻炼，她舒服多了，但回家后，下次再来还疼。因为她每天要喂好几个小时的奶，但姿势都

不太对：收着肩，含胸弓背，抱着孩子一直喂或者哄，一哄好几个小时，或者就是挺着腰和肚子哄。这些都是不正确的，所以胳膊疼、手疼、肩膀疼、腰疼，全都没跑。

课后，这些不对的姿势和习惯性错误不改正，课就白上了。有些妈妈会因此觉得练产后瑜伽好像也没什么用——当时舒服，但也解决不了问题，以后该疼还是疼。这是很多产后妈妈会说的话，她们把瑜伽当成灵丹妙药了。来练一个小时，就想以后再也不犯病了——那是不可能的事儿！

所有的锻炼，都是要一直持续下去才有效。

一个人，给自己最好的投资，就是给自己身体时间，热爱自己，让时间站在你这一边。敢开始、靠自己，下定决心去运动，就要不害怕开始、不退缩逃避、不拖延磨蹭。想要的，就赶紧开始；开始了，就坚持下去——丰胸提臀，腹平腰细，脸瘦肩美，效果自会显现。

如果你想美，你就可以一直美！

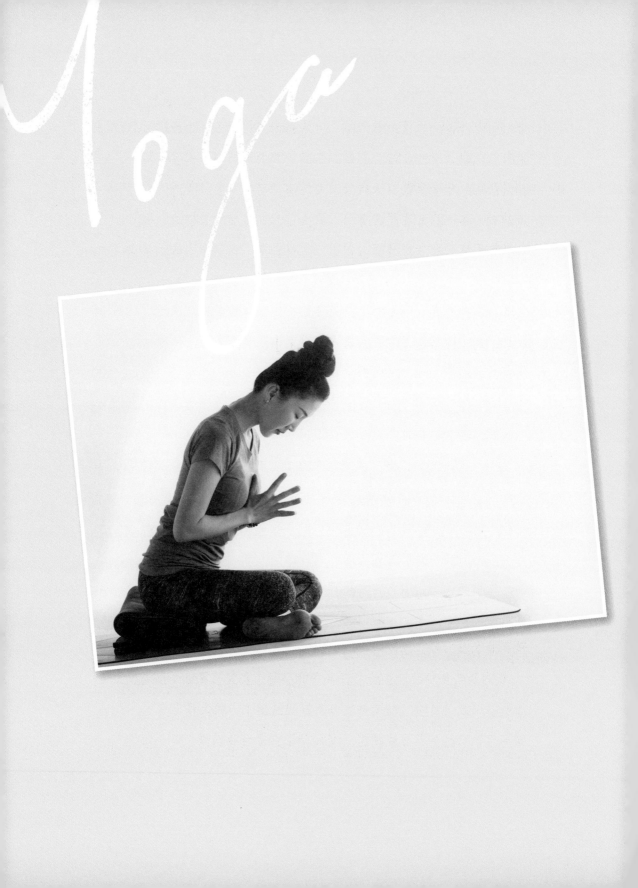

1

CHAPTER

# 一定要知道的
# 知识

# 产后瑜伽的适用人群

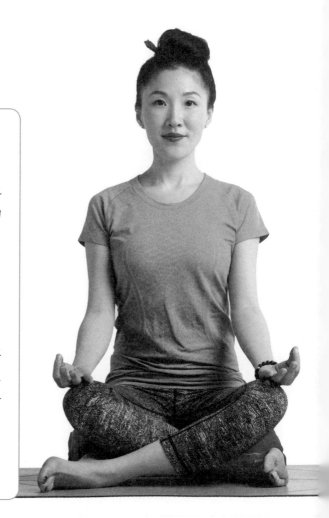

**Q** 我的妈妈，算不算产后？

生过你当然算产后，谁也不是石头缝里蹦出来的。所有生过孩子的女人，都是产后瑜伽的受益人群。

**Q** 产后瑜伽是什么？

是针对怀孕和生产过程对女性身体的改变和影响而建立的一套更具针对性、更注重身体机能安全修复的瑜伽体系，它以帮助所有产后妈妈健康恢复为目的。

# 产后妈妈的特殊生理特点

## 子宫

未孕时，我们的子宫是50克左右，到待分娩时，子宫达1000克左右，怀孕让子宫产生了20倍的重量变化，也产生了剧烈的拉伸。产后宫颈短而松弛，容易发生损伤撕裂，但以后会逐渐恢复到原来的外形。同时子宫位置变化，有些生产或者不合理的运动会导致子宫脱垂。所以子宫复位，既要让子宫回到原来的位置，还要恢复到原来的大小、机能。

一般分娩后，子宫将逐渐恢复到未孕时的状态，这个恢复过程正常需要6～8周的时间。所以除了月子瑜伽，其他很多练习在产后一定要等6～8周再进行。

## 恶露

产后随着子宫蜕膜，特别是胎盘附着处的蜕膜的脱离，血液、坏死蜕膜等组织会经阴道排出，称为恶露。它与经血差不多，先是血性恶露，再是黄色恶露、白色恶露，到最后消失变正常。一般两周左右就恢复正常了，但也有子宫修复不好的，甚至到产后30～40天才能结束。

产后瑜伽练习前，妈妈们必须知道自己的恶露情况。恶露是否已经结束，如果还有的话是什么颜色，等等。因为如果有血性恶露的话，所有倒立的体式都是要避免的——头低于心脏就算倒立（如果产后妈妈的血压不稳定，倒立的体式也是要避免的）。

## 阴道

阴道在分娩后不能完全恢复到孕前的状态，会变得松弛，也会有不同程度的缩短，一些阴道褶皱也会消失。

顺产产后42天内禁止同房，因为阴道、子宫都还没有完全恢复，剧烈运动有可能伤害到它们。剖宫产的话，建议2个月以后。但所有的前提是，产后妈妈们一定要先去医院做完产褥期的检查，具体操作遵医嘱。

懂得呼吸修复法的话，阴道问题可以在6～8周恢复到正常状态。

## 内核心

十月怀胎，随着宝宝在体内长大，子宫增大，人体内核心组织全部受到影响。核心肌肉包括腹部肌群、髋部肌群、骨盆底肌群，其中的内核心肌肉包含膈肌、腹横肌、盆底肌和多裂肌。

比如腹部，子宫增大导致腹壁被撑长，腹部肌肉弹力纤维破裂，腹直肌出现不同程度的分离。腹直肌过度分离会导致背痛、腰痛，还有肚子大，总也减不掉。而腹壁长期被撑大又迅速缩小，腹部松弛、弹力差，就会长妊娠纹。

盆底肌支撑着盆腔和腹腔器官，协同作用于膀胱、肠道和性活动，它维持腹内压，维持脊柱的稳定性。孕期子宫增大加剧盆腔压力，盆底组织受压，再加上分娩时受力，盆底组织可能会被撕裂。产后盆底组织松弛，有些人脱垂、漏尿，同房时阴道排气，这些都是正常的，去修复、练习就好。但是一定要先检测盆底肌的情况，不能盲目练习。

## 松弛素

产后，新手妈妈身体的松弛素还会持续存在半年左右，即整个哺乳期间。松弛素使耻骨联合松开，保持阴道扩张、韧带松弛。产后的妈妈关节还是打开的，韧带比未孕时松弛，需较长时间才能恢复。

产后不能过度拉伸，拉伸的伤害远远大于好处。最好整个孕期都尽量避免阴瑜伽，或酌情把要练的动作幅度变小。

## 体重

分娩后由于胎儿、胎盘、羊水等的消失，以及出汗、排尿、排恶露等原因，妈妈体重会减少3.5千克～5千克，但不可能马上恢复到未孕时的体重。

产后体重不会，也不宜马上恢复到未孕时的状态，欲速则不达。

## 乳房

产后2～3天，妈妈的乳房会开始增大，变得坚实，局部温度增高，开始有乳汁分泌。一般情况下，产后健康的妈妈都可以实现母乳喂养。

乳汁的分泌和乳腺有关系，跟胸部大小没有任何关系。所有女性，只要不是有疾病或者乳房发育不良，都有可以纯母乳喂养的条件和便利。中国人的体质相对来说是很好的，但是很多习俗和知识误区导致我们的纯母乳喂养率较低，这对孩子和母亲其实都不是好事，后文将有详细章节说明。

# 正确认识产后修复瑜伽

当一个妙龄少女决心变成母亲，她的身体就要经历以上变化，就要经历人生中最大的疼痛——分娩的疼痛。

用视觉模拟评分法（VAS）来评估疼痛的话，0分是无痛，10分是剧痛，分娩时候，宫缩比较强烈时，疼痛数值达到7~8分，且7~8分的疼痛要持续很长时间（12~18小时）。这是纯生理的疼痛数值，而痛苦在产妇身上还要加码：自身身体条件带来的各种不适，生宝宝过程中可能产生的种种风险，再加上对做妈妈这一角色转变内心产生的焦灼、忧虑和恐惧……分娩时的痛苦，就真的是"生不如死"一般难熬。这种长时间的、剧烈的疼痛，对心理和身体的影响甚至伤害，是必然的。现在的分娩阵痛体验仪，一般男人都不愿意体验超过3级，再高就更疼得受不了了，可想而知一个妙龄少女变成母亲，经历了多么艰难的过程。

医疗上的产后恢复，专指除乳腺之外，恢复人体器官功能，不包括形体。产后恢复，当然越早越好，虽然产后不修复，身体器官的机能也会慢慢恢复，但恢复情况因人而异，视生产情况而定。顺产的话，阴道和子宫的恢复一般需要6~8周。如果剖宫产，伤口完全愈合则需要半个月。而产后瑜伽，可以促进子宫及相关生殖器官早日复原，恢复正常的弹性和机能，可以增强腹部和骨盆底肌的收缩力，降低腰背痛和压力性尿失禁的风险。

除了这些功能性的恢复外，还有助于恢复身材，消除怀孕所增加的脂肪和赘肉，从身体到心理，让产后妈妈更加自信、精神、愉悦，缓解产后抑郁。

产后修复瑜伽，就是要给天下女性最好的守护，针对生产过程和剧痛带来的身体变化，修复它们给妈妈们造成的伤害。

你的妈妈、婆婆有没有漏尿的问题？十之八九有——只是她们可能不好意思说。如果她们有产后的问题，也可以针对她们的问题进行产后瑜伽练习。

产后恢复当然有产后恢复的最佳时期，但不代表过了之后就不能修复——只是需要更长的时间和练习而已。瑜伽练习可以展现女性最好的一面，愉悦、自律、行动力、耐久性等，而坚持瑜伽练习，可以帮助所有怀过孕的女性练出属于自己的温柔盔甲。

身体是我们自己的，不想因为生完孩子就让自己打折，不想做怨老公、怪孩子的絮叨妈妈，你随时都可以给自己机会。

· 王 昕 说 ·
WANG XIN SAYS

女性，不是天生的弱者，不需要被怜悯。女性追求美丽，也不是为了取悦他人，只是为了让自己身心轻盈，做一辈子的女孩儿。产后瑜伽的好处因此不言自明。所以，妈妈们，给自己最好的投资就是：花些时间、认真运动。

# 产后瑜伽的安全性

孕产期是生理时期，不是病理时期。

这句话的意思是，只要没有医疗上认为不能运动的禁忌证，所有怀孕和生产后的妈妈，理论上都可以运动，也都应该运动。只是，这个生理时期有其特殊性，需要根据每个人的具体状况进行。任何形式的运动，安全都是第一位的。孕产安全无小事，即使是产后瑜伽。

针对产后不同时间，我们分月子里的月子瑜伽和一般产后瑜伽两个部分来说要注意的安全问题。

## 月子瑜伽的安全原则

一般而言，依据身体状况、伤口修复状况、子宫复原状况，顺产的妈妈产后7天，剖宫产的妈妈产后14天，伤口不疼了，就可以在专业的孕产瑜伽老师的带领下，开始练习月子瑜伽。而本身是孕产瑜伽老师，有孕产瑜伽知识，对自己身体状况也比较了解的，基本产后1天就可以开始做呼吸和肢体末端的练习。

## 月子瑜伽的注意事项

▶ 月子里的课时间不宜太长，45～60分钟即可。

▶ 月子瑜伽没有站立体式，不管大课或私教，都是在瑜伽垫上铺上一层毛毯，躺着进行的。不做任何剧烈运动。

▶ 注意关注伤口、腹直肌分离情况，避免加剧伤害的体式。

▶ 月子里不要练臀，因为容易引起骨盆底肌肌张力过高。

▶ 课程中微微出汗较好，避免大汗淋漓。

▶ 如果按摩使用泡沫轴，需要轻轻按。

▶ 跪立有助于舒畅胃经。

▶ 胀奶时不练习，乳房是相对排空状态时再练。练习不影响哺乳。

如果产后大出血，产道严重受伤，或患心脏病、高血压等疾病的孕妇，做产后运动必须格外小心。此外，孕期激素水平从体内消失需要4～6周的时间。适度、适当的运动可以更快地恢复身体健康，但是，过早的剧烈运动不但容易增加子宫脱垂的风险，也会使身体更虚弱，得不偿失。

# 一般产后瑜伽的安全原则

孕产安全是大事，即使是产后瑜伽。所以开始运动前，产后42天左右，一定要做产褥期的检查。产褥期的检查包括乳房检查、子宫检查、盆底肌检查、血压血糖检查、伤口检查和骨密度测定。

## 乳房检查

对产后妈妈来说，充满了乳汁的乳房是非常娇嫩的，一旦乳房健康出现问题，不仅影响乳汁分泌，也会影响到宝宝的健康。

## 子宫检查

产后检查主要就是了解子宫恢复的情况。如果女性出现产后恶露一直滴滴答答流不停等现象，那就需要去医院做B超检查，看一看子宫内膜的情况，以判断子宫出血的原因。

## 盆底肌检查

分娩时对盆底肌肉、神经的损伤，不仅会带来生活上的不便，更麻烦的是造成阴道松弛，甚至出现阴道壁脱垂、膀胱脱垂、子宫脱垂等严重情况。如果产后出现了尿失禁这一问题，女性就必须趁早接受治疗。

## 血压血糖检查

很多妈妈产后由于生活习惯的变化，昼夜哺乳、休息不好、大量红糖的摄入等原因造成高血糖、高血压，而缺血和携氧量的降低更会危及全身各器官组织，因此血压和血糖检查很重要。

## 伤口检查

不管是剖宫产还是顺产侧切，女性可能总是要挨上一刀。尤其是剖宫产的妈妈，伤口会对腹腔内的消化系统还有泌尿生殖系统器官带来非正常的挤压，复位会更加困难。所以，一定要检查手术后伤口的恢复情况。

## 骨密度测定

妊娠妇女经过十月怀胎和产后哺乳，体内的钙质会大量流失。产后做骨密度检查能及时发现骨质的缺钙情况，以免发生骨质疏松，影响今后的生活质量，也可避免乳汁缺钙所造成的宝宝缺钙现象。

在顺产42天、剖宫产47天，并做过产后42天医疗健康检查后，恢复状况良好的妈妈就可以开始产后瑜伽锻炼了。

一般产后瑜伽课是60～75分钟一节，是比较和缓的。具体每个人的情况应该遵从产褥期检查后医师的指导、规定，如果医生说没有运动禁忌证，在生理条件允许的情况下，几乎所有的孕产瑜伽体式，都是可以的——前提是体式的安全性、有效性。

### 给新手妈妈的TIPS

记住一个练习的大原则：当你对一个体式能做还是不能做产生犹豫时，不要做。

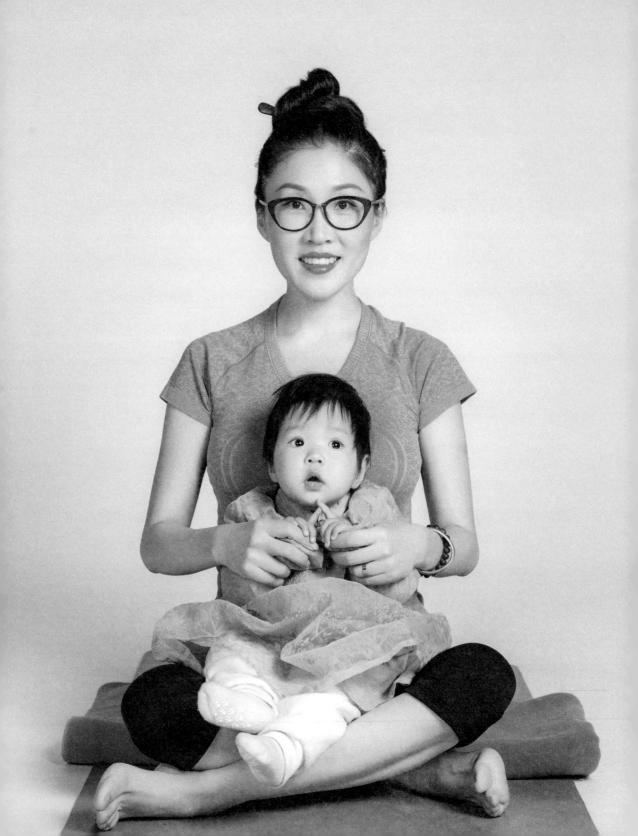

# 一般产后瑜伽的注意事项

## 伤口问题

专业的瑜伽老师在学生上第一节课时，一定会询问伤口情况，手诊复原情况。伤口是否还有感觉？有没有侧切、有没有撕裂？并且提醒剖宫产的妈妈上课要多多关注伤口，不要过度牵扯，如果有感觉，要马上告诉老师。

剖宫产3个月之内的妈妈在上课的过程当中要随时关注伤口的情况。一般情况下，侧切表层伤口半个月会完全恢复，深层愈合需要3个月左右。如果还痛，可能是筋膜紧张造成的。总之，恢复因人而异，要多关注。大部分伤口都是横切口，前侧拉伸的体式要尽可能避免，核心受力的练习也要注意避免。

## 腹直肌问题

依然要让来上课的妈妈先做腹直肌检测，并告知腹直肌分离大于2指对其身体的伤害。上课前需查看盆底肌的产后检测报告，可通过医疗手段查看出是松弛还是张力太高造成的。产后应先做局部的修复，再做全身的恢复。

## 乳房问题

孕期不压腹，产后不压胸。产后半年，瑜伽体式中几乎没有俯卧的动作。哺乳的妈妈一定要避免让自己过度疲惫，不做压迫乳房的运动。

上课前要了解是否胀奶，胀奶就先不要练习。不管是月子中还是出了月子的妈妈，胀奶情况下练习容易损伤乳腺，引发乳腺炎。如果练习，也不一定要把奶吸空，最好是喂完奶之后再来练习，保证相对排空的状态即可。

产后瑜伽的练习，完全不会影响乳汁的质量，还有助于乳汁产量增加。瑜伽是有氧训练，练习时可以少量补充水分，结束后喝一大杯温热的水，在小便后马上可以哺乳；或者运动结束后一小时再哺乳，也没有任何问题。瑜伽课练习后，可通过排尿和深长的呼吸排出乳酸，所以妈妈们不用担心。

### 气血问题

满月发汗易造成气血两亏，不推荐（当然也要因人而异）。汗跟精气有关，产后受寒的妈妈可以喝姜茶，但最好不要捂汗。

### 恶露问题

如果是产后第一次做瑜伽练习，练完之后，恶露会有增多的现象；或者恶露在已经消失的情况下，又会重新出现；甚至有可能已经产后几个月了，练完之后内裤上还会有一些咖啡色的分泌物——这些都不用担心。我们的子宫不是那么的光滑，阴道里面更是布满褶皱，一些扭转的练习、呼吸的练习，会使我们的腹内、子宫得到按摩，帮助一些恶露、残留物的排出，这是正常的身体表现，妈妈们不必担心。

### 漏尿、阴道排气

一般为产后正常现象，但建议先去医院做盆底肌检测，严重的有可能是产程过长、体重增长快造成的，需要用医疗手段的就要遵医嘱治疗。

## 睡眠和情绪

睡眠不好的妈妈不适合强而有力的练习。情绪不好时，也不要过度练习。

## 相对禁忌

▶ 产后6个月内，避免过度拉伸的体式，因为我们的身体在分泌松弛素。

▶ 产后不做无支撑的深蹲，预防子宫以及整个盆腔的脱垂。盆腔已经脱垂的更不能做跑跳和无支撑的深蹲。

▶ 有静脉曲张的，不能站立练习腿部力量，要仰卧位练习腿部伸展；静脉曲张不能按摩，易引起瓣膜跟血栓脱落。

▶ 有高血压、耻骨联合分离、严重静脉曲张的，不宜练习平衡体式，并且所有体式的进入、退出要缓慢。

▶ 有高血压的，上课不做倒立的体式，不做头低过心脏的体式，动作进入和还原要缓慢，不要长时间做手高举过头的体式。

▶ 有高血糖的，要控制体重，改善饮食种类，多做手臂伸展的动作，快走甩手臂可降低血糖。

▶ 患呼吸道疾病（感冒发热）的，暂停练习。

## 绝对禁忌

严重心脏病或肺病、未经控制的甲状腺疾病或癫痫、贫血严重或伴有血小板减少的人，不适合做运动。

另外，孕早期流产的，七八天后不出血了，就可以练习产后瑜伽。孕晚期流产的，度过42天且下次月经后，才能开始练习。

安全练习，还有一个社会性原则：家人不支持练习的，也要酌情考虑是否坚持。毕竟第一个孩子刚生下来，对新手爸妈和双方家庭关系都是极大的考验，如果因此起争执、闹不愉快，影响了妈妈情绪、家庭和谐，还是得不偿失的。

· 王 昕 说 ·
WANG XIN SAYS

产后瑜伽秉持安全、有效两大原则，以"回拢""合一"为关键，针对性修复产后妈妈的腹腔、乳房、骨盆等重要部位。有了安全这一项保障，也是解决家庭纠纷的底牌。

为了身心健康轻盈，做拥有柔韧盔甲的中国女性，所有产后的妈妈们，给自己一点儿难得的和自己独处的时间，"转锦鲤"不如转身体，生完照样可以做少女！

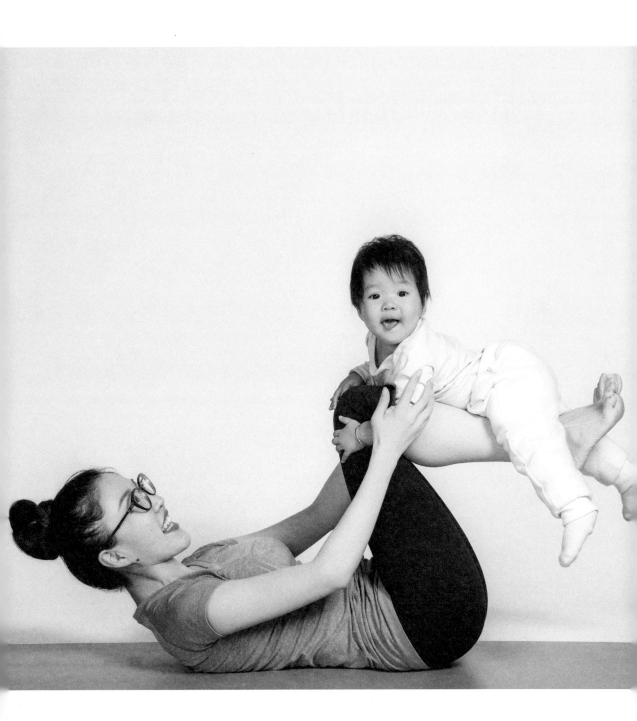

# 产后瑜伽的有效性

怀孕最容易伤害的，是我们的内核心。子宫增大会把我们的腹横肌扩大，延展松弛后就不容易工作了；重力作用又会使子宫压迫盆底肌，盆底肌受压迫之后，要么松懈，要么紧张，就会出现功能性的缺失，比如漏尿；长期压迫，骨盆骨性结构改变，会产生脊柱、背部疼痛等。

产后修复瑜伽的重点就在于，让内核心恢复更好的工作状态，让臀、腹、胸这三大块组织里的各个机能复原、归位、回拢、合一。产后瑜伽，就是要帮助妈妈们恢复如初之美。

影响产后瑜伽修复效果的五大因素是：开始时间、孕期体重、运动频次、生活习惯和产后情绪。

# 开始时间

身体素质因人而异，我们先说理论上的最优开始时间。

产后修复虽然说是越早恢复锻炼越好，但是月子里还是应该以休息为主。休息不等于一直卧床，在生理健康的情况下，妈妈产后第一天就可以做一些简单的肢体末端活动或者呼吸的练习，先排恶露，再循序渐进锻炼盆底肌，找回内核心肌肉的力量。顺产一般是7～10天就可以恢复体力，剖宫产是14天，最起码要等表层的伤口愈合，不要哩哩啦啦出血，再考虑做月子里的练习。

产后的第一个月，不要做任何让自己感觉疲惫或者不舒服的瑜伽体式。出了月子，产后恢复可以分为黄金期、理想期和有效期。

## 出月子后的产后恢复期

| | |
|---|---|
| 产后42天到6个月以内，属于产后恢复的黄金期 | 此时，产后的身体最为脆弱，各项身体指标均处于严重失衡状态。如果在这段时间内气血得不到恢复，残留毒素就无法有效清除，很容易拖延恶化成为各种疾病 |
| 产后6个月到1.5年以内，属于产后恢复的理想期 | 经过产褥期的恢复，身体毒素已经基本清除，本身的气血恢复也已基本完成，到了恢复身体机能损伤的最佳时机 |
| 产后1.5年到3年以内，属于产后恢复的有效期 | 这个阶段应该进行综合调理，使身体机能达成最佳平衡，平稳过渡到正常生活阶段。由受孕、生产导致的腹部肌肉分离、产后骨盆底肌受损等内核心的问题，产后瑜伽都能够很好地、有针对性地帮助修复 |

以上是产后恢复的最佳时期，但不代表这之后就不能修复了。对于所有生过孩子的妈妈而言，无论产后多久，都要做盆底肌的修复、腹直肌分离的修复，这些是不会随着时间推移自动修复的。如果有问题，这些问题很可能会伴随你几十年。很多我们的妈妈辈有漏尿的问题，就是因为产后盆底肌的修复没有完成；很多人产后大肚腩一直减不下去，和腹直肌分离没有恢复有直接关系。

产后半年，妈妈们基本可以像普通人一样上常规的瑜伽课，但是如果还有身体机能恢复的问题，就一定要跟专业的产后瑜伽老师练习。因为产后瑜伽老师是有一定的相关专业知识背景和技能的，而不正确的练习则有可能加剧产后损伤。

# 孕期体重

孕前体重和孕期体重的差值，直接关系到妈妈产后身体的恢复情况。

一般来说，孕前体重正常，孕期体重增长也正常的女性，只要掌握正确的生活习惯，产后6~8个月自然就可以恢复到孕前状态了。而孕期体重超标的，增长过多或者增长过快的，可能需要多花1~2年的时间来恢复。

# 运动频次

在生理条件允许的情况下，在所有瑜伽体式安全、有效的前提下，要想真正达到对产程有效果，美国运动协会和美国妇产科学会提出的建议是中等以上的运动强度，每周坚持150分钟以上的练习。

中等以上的运动强度就是，可以正常说话，但是唱不出歌来。这是引起心率改变的强度。

一般针对产后不同月份，依据妈妈的复原状况、伤口修复状况、身体状况调整。

产后修复瑜伽就是要温和，最好的出汗标准是，你摸到身上黏黏的，有一层薄汗，但是并没有大汗淋漓。这既可以让产后妈妈的身体排湿，又不会过度消耗气血。

走路、游泳和练瑜伽都是适合孕产期女性的运动。不管选哪一个运动，都要持续、坚持。

另外，运动不是灵丹妙药，不能当作治病的方法，有任何生理上的不舒服，及时找医生。

## 给新手妈妈的TIPS

常规建议是每周练习2~3次为最佳。月子里每次练习一般在45~60分钟；42天之后，每次练习时间一般在60~75分钟。

# 生活习惯

生活习惯主要指妈妈们的饮食情况和睡眠情况。

饮食清淡、营养丰富、睡眠充足、精力充沛，当然十分有利于产后身体的恢复。可是，产后妈妈们的睡眠没几个是好的，尤其当自己一个人照顾孩子时；而在我们"舌尖上的中国"，如果是长辈照顾，要营养丰富容易，想饮食清淡可就难了。

产后瑜伽练习前，教练要问问妈妈们睡得怎么样，妈妈们也要评估自己的睡眠情况，根据个体实际的需求，选择练习的内容。如果现状是睡得不好，特别困、特别累，那就不要安排做一些强有力的体式或者运动内容，不适合。这个时候，很多妈妈更希望通过上课能休息一下——难得的独处时间，难得的自由、放空时刻，那就多选择舒缓的体式进行练习，以解压、放松为主，在课堂上最后睡着了也不错。

坐月子不必吃得肥滋滋，产后恢复可不是产后复胖。我们很多习俗或者说生活方式，对照顾孕妇、产妇有很多错误的认知。比如"食补"，很多人觉得怀孕一定要喂胖妈妈们，产后为了孩子的奶水依然要喂胖妈妈们。而热衷口头上减肥的妈妈们也找到了借口，抓住了机会，可以光明正大地胡吃海塞。那些"妄图"控制体重的，大多会听到长辈们批评的声音："怀孕了还减什么肥啊！哪能为了自己，让孩子缺呢！"大鱼大肉，越多越好，不能节食——老一辈觉得就应该这样。但实际上，孩子真的不是这样补的啊！

现在，医生们会让孕妇孕期控制体重增长，月子里注意营养均衡、清淡饮食，清淡的饮食也可以营养丰富，还更利于乳汁分泌和身体修复。这都是科学、正确的有利于身体恢复的做法。

## 产后情绪

这是影响妈妈们产后恢复非常重要的一点！

产后修复，一定要考虑妈妈们的心理因素。

一方面，情绪来自身体的变化：有些妈妈产后肚子还是黑的，有色素沉淀；有些妈妈腰腹都是妊娠纹，特别难看；有些妈妈觉得生完了还没有瘦，担心是不是以后都不会瘦了……外在不美观，内在没恢复，伴随着各种不舒服，通通让妈妈们觉得挫败，很难过。另一方面，社会身份变化带来的巨大压力，让妈妈们幸福又焦虑：孩子和老公都是自己的，得照顾；爸爸妈妈、公公婆婆一大家子，家务繁多——虽然当"妈"了，可自己明明还是个少女啊！于是每天的心情都像坐过山车一样，起伏不定。

几乎每个妈妈都会面临这些问题、这些情绪。一方面，家人要给予理解和支持，妈妈开心，宝宝健康，才能全家更开心。另一方面，妈妈自己要学习接纳自己，坚持科学锻炼，理性疏导情绪，恰当发泄不良情绪，一切就会好起来。

母亲都是一样的，既然选择了做妈妈，孕育一个新生命，就是要成为更丰富的自己。少女时期是朵花儿，漂亮盛开就好了，当了妈妈之后，就成了一棵树，开花结果、繁衍生命，任时间流逝、风雨洗礼，你自越发澄净、深沉，扎实而充满力量。

万事开头难，完全考虑到以上五大因素更难。不过，产后瑜伽刚开始练习时，允许形式大于内容，重要的是先开始做；成了习惯、爱上之后，再形式和内容一起升级。让身体开始行动，让大脑观察身体，体式看起来美不美不重要，重要的是你感觉到了什么。臣服于你的身体和你的呼吸，享受身体的变化、精神的集中、独处的自由、压力的疏解。

我还在月子里，就去给妇幼保健院的医护人员们上课。很多次，我上课的学员里也有刚出月子不久的妈妈，抱着宝宝来学习。所谓辣妈的迷人风韵，就是在经历了人生种种事情的沉淀之后，你依然是你，丰盛沉稳，独立担当，眼里饮食男女，心中卧虎藏龙。

· 王 昕 说 ·
WANG XIN SAYS

产后瑜伽的习惯一旦养成，带给你的改变是显而易见的：越运动，越漂亮。规律的生活，集中的精神，更好的睡眠质量，更强的免疫力，漂亮的身体线条——坚持的人不抱怨，高效的人不浑浑噩噩。产后瑜伽，就是雕塑你的身体和你的灵魂，身材不掉线，精神也常青春。

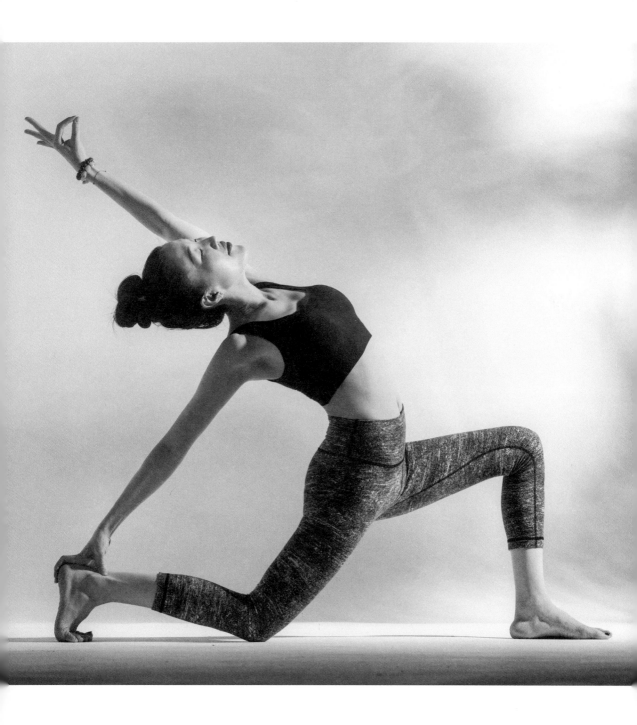

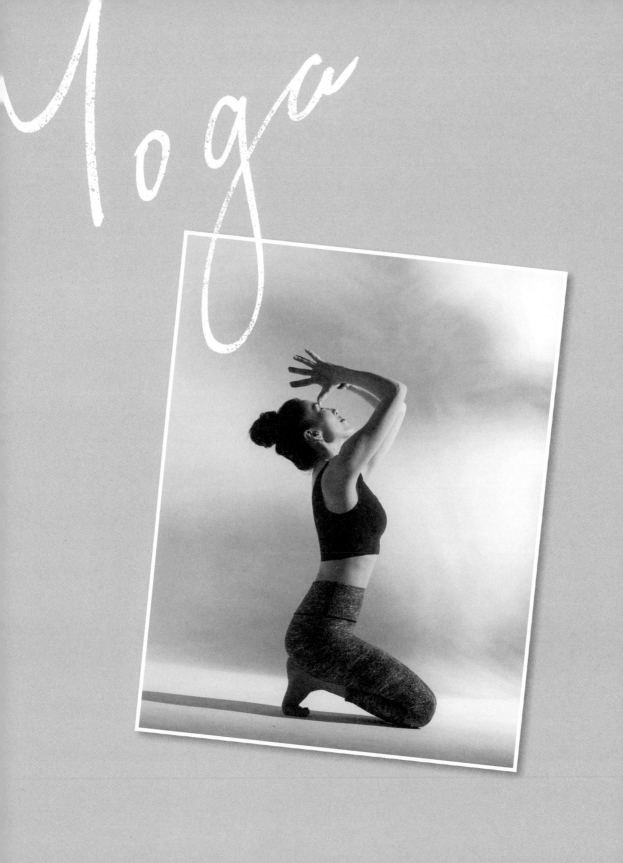

Yoga

# 2

## CHAPTER

# 一定要修复的
# 关键

# 你真的会呼吸吗

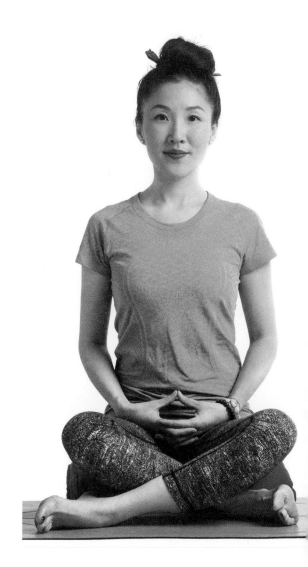

"深呼吸，静赋活"——这是某奢侈品精华水的广告语。其实不用很贵的精华水，会呼吸，也可以让你达到"静赋活"的效果。

高效的呼吸可以提升自体的摄氧量，充足的氧气让肌肉得以运动，增强肺活量，强化运动效能，机体的活力与耐力增长，同时，你的面色也会更好，身、心、灵也会变得更清澈、更警醒。

可实际上，你真的"会呼吸"吗？

尤其是产后不舒服的时候，你会有效、高效地呼吸吗？

一般我们常用的3种呼吸方式是：自然呼吸、腹式呼吸和完全式呼吸。

## 自然呼吸

当你呼吸时，没有任何觉察和控制，就是自然呼吸。你不会意识到它，也不会去管它，它是我们与生俱来的本能，是生命活力的象征，也是最舒服的呼吸方式。可最舒服的呼吸方式，不一定就是最高效的呼吸方式。

平静状态下的正常呼吸，吸气是由膈肌、肋间外肌收缩完成的主动运动，而呼气则是被动运动，主要依赖肺及胸廓的弹性回缩。这样的呼吸，肺部只运动了一小部分，一般正常时期的供氧是没问题，但是并不高效。

一个女人，从女孩变成妈妈，经历了生理、心理、社会身份和日常生活杂务同时发生的巨大变化，还要迅速正确处理一个新手妈妈面临的种种问题：

当你曾经渴望的小天使，不管怎么拥抱、哄喂，都号啕大哭的时候；

当你每夜无数次被吵醒，换尿布、喂母乳，孩子依然在哭闹，而老公鼾声如雷的时候；

当你哺乳不得其法，数次乳腺发炎，腰背疼痛，或者深受产后漏尿困扰，老公、家人对孩子的关心却超过对你的关心的时候……

你还能平静、顺畅地呼吸吗？你能控制住自己对老公、家人的怨气、怒火吗？你对孩子的爱还能炽热如初吗？你的身体、心理还稳定、健康如初吗？

这时候，你可以坐下来，将意识放到鼻孔，感觉到你自己正在吸气、吐气。你不需要刻意调整你呼吸的节奏、频率，你先感受它们的狂乱、不安。然后，你需要学习控制你的呼吸，从而控制你的情绪，让身心稳定下来。先放松。

## 腹式呼吸

腹式呼吸就是一种放松的练习。

你可以找一个安静舒适的地方，或坐或卧或站，都可以。吸气时，膈肌下降，肺部充盈，同时腹部缓慢地向前、向外隆起；呼气时，腹部内收，肚脐贴向后背，同时膈肌上移、肺收缩，帮助把多余的浊气排出体外。腹式呼吸以腹部活动为主，腹部带动膈肌上下，增加膈肌的活动范围，从而直接影响肺的通气量，让我们可以更好地加强呼吸的效果，在深长的呼吸当中，让身心宁静、大脑放松，缓解产后焦虑。

腹式呼吸促进腹壁内收，肺部、腹背部都得到了更多的运动，腹部和子宫得到按摩，帮助产后恶露的排出，利于子宫恢复。同时，可以有效消除腹部多余脂肪，刺激肠胃蠕动，缓解腰背痛，改善产后有便秘困扰的产后妈妈，产后月子里自然呼吸2～3天后，就可以进入腹式呼吸的练习。腹式呼吸简单易学，不管你有没有练习的基础，都可以练。清晨起床后，晚上睡觉前，失眠、焦虑时，或者一天中任何感到疲惫的时刻，你都可以开始腹式呼吸的练习。站立坐卧，随时皆可，它是产后妈妈一定要掌握的一种呼吸方式。

的便秘、消化不良等现象。腹式呼吸配合凯格尔运动（详见后文），对腹部的刺激、子宫的按摩，会有更好的效果。

腹式呼吸的目的是越来越放松，通过练习的深入，你的呼吸会越来越深长。但是注意，腹式呼吸不用刻意到"极限"。

任何呼吸，切忌憋气。无论吸还是呼，一定要在你自己舒服的范围内，尽可能饱满，但不一定非要气沉丹田或者憋气很久。不需要也不要到"极限"，要在身体不紧张、自身舒服的前提下，慢慢地吸，再慢慢地吐。

# 完全式呼吸

在一段时间腹式呼吸的练习后，且能觉察自己自然呼吸和腹式呼吸的前提下，就可以进入对产后核心修复最有效的完全式呼吸。

完全式呼吸，吸气时，气息充满双肺，肋骨向前后左右、四面八方扩张，继续吸气，腹部慢慢隆起。呼气时，小腹上提、内收，肋骨内收、下沉，肚脐贴向后背，同时胸廓内收，将肺里的浊气排出。

如此循环。完全式呼吸让胸腔、腹腔整体使用，锻炼了我们平常锻炼不到的地方。

完全式呼吸是在腹式呼吸熟练后才能做的，它是腹式呼吸基础上的加强版。完全式呼吸应该畅顺而轻柔，它能增加身体氧气供应量，从而净化血液；它使得肺部组织更强壮，从而增强对感冒、支气管炎、哮喘和其他呼吸道疾病的抵抗力。

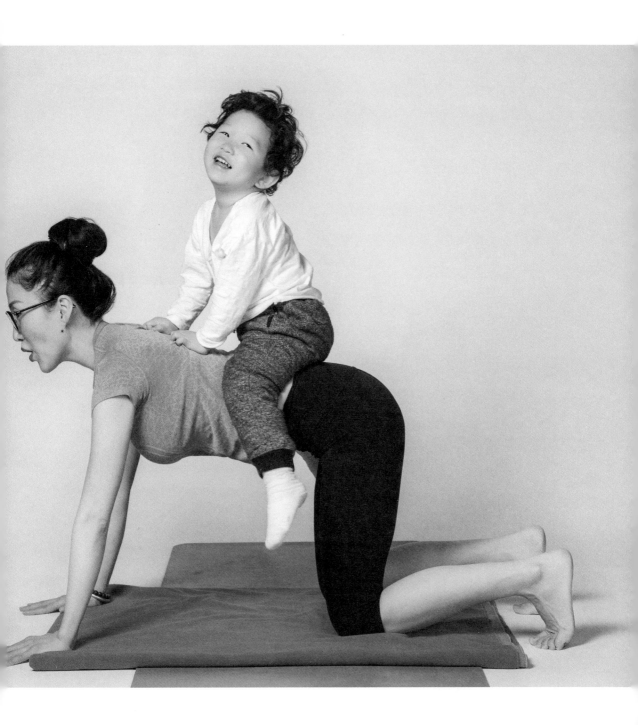

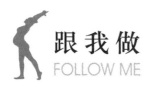

# 跟我做
## FOLLOW ME

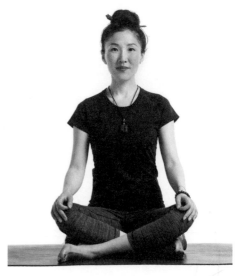

🔵 **准备：**

简易坐，小腿中段交叉盘坐，脚踝在膝盖的下方，臀部下方可以放毛毯，保持脊柱直立。

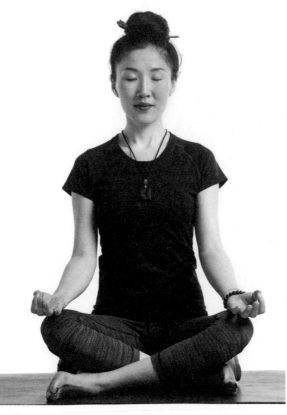

🔵 **自然呼吸：**

轻轻闭上眼睛，保持脊柱的延展，吸气的时候感受气息从鼻孔进入，呼气的时候感受气体的排出。每次吸气时脊柱都要延展，呼气时可以感受气息的排出，不用刻意强调呼吸。

**注意：** 保持骨盆稳定，脊柱中通正直，呼吸顺畅，不要憋气

**好处：** 集中注意力，释放压力

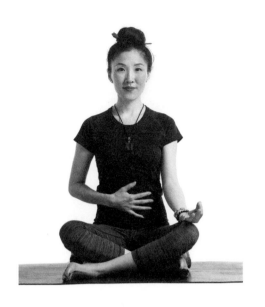

**腹式呼吸：**

## 坐式

❶ 松开右手，放在腹部，保持脊柱拉长，吸气的时候使腹部和手轻轻鼓起，右手向外推送。

❷ 呼气的时候腹部主动微微发力，把肚脐推向后背，同时右手随之内移，重复数次。

> **注意**：吸气推腹时不要塌腰，呼气时不要含胸拱背
> **好处**：促进肠胃蠕动，预防、缓解便秘

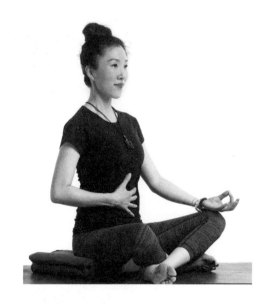

## 卧式

❶ 腹式呼吸也可以躺下来，把头垫高。可以躺在垫子上，也可以躺在床上，手放在腹部，吸气，腹部隆起。

❷ 呼气，腹部微微内收，可重复数次。

**好处**：促进肠胃蠕动，帮助消化和排便，按摩内脏

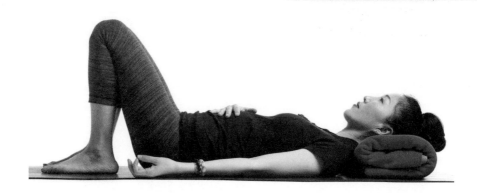

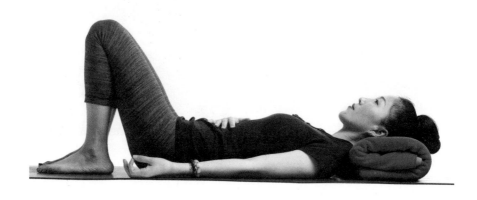

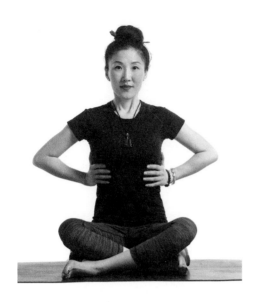

### ◐◑ 完全式呼吸：

❶ 双手放在胸部下方、肋骨的两侧，吸气的时候感觉肋骨打开，外扩前移，同时腹部微微隆起。

❷ 呼气，小腹微微内收上提，肋骨内收向下，腰腹变得纤细，重复数次。

> **好处**：稳定腰椎，增加内核心稳定性

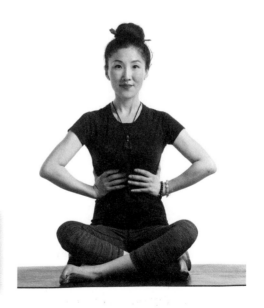

# 练习瑜伽时的呼吸

瑜伽的呼吸，讲究的是觉察和控制，在一呼一吸之间，你的身体、肌肉、全部的觉知都朝着同一个目标努力。呼吸是生命的能量，呼吸的调整和控制是为了控制生命的能量。

所有的瑜伽体式，如果能配合呼吸进行练习，效果就是事半功倍的——但是每次上课我也再三强调：任何时刻，切忌憋气。即使呼吸跟不上，只要你感觉舒服、不憋气就行。这才是正确的瑜伽配合呼吸的方式。对于一般初学者来说，光做到体式就很难，顾及不了什么呼吸方式，那就先自然呼吸配合体式，体式熟练了以后，再慢慢学习腹式呼吸来配合。

瑜伽练完之后，最好再有一个深层次的放松。瑜伽的休息术（深层放松）是一种完整的锻炼方法，可以帮助消除精神中的消极因素，增加、扩大积极因素和其效果，恢复机体内在平衡。但是，很多妈妈产后睡眠质量不佳，身体疲惫，精神紧张，即使在深度放松的时候，也找不到放松的感觉，这种情况下也可以借助呼吸来调整。

休息术找不到感觉的时候，就去感受自己的呼吸，通过觉察呼吸，使用调吸法、数吸法，来让自己放松，就可以达到休息目的。

## 给新手妈妈的TIPS

产后瑜伽练习不在于体式看起来多么优美，而在于你对自己的觉察。多多关注自己身体的感受，多多呼吸，臣服于你的身体和你的呼吸，慢一点儿，再慢一点儿。

让身体成为行动者，让大脑成为观察者，呼吸则是动力。如果说瑜伽是消磨时间的艺术，那呼吸就是这个艺术的核心技术。学习掌握呼吸，你就需要练习很久。

人体呼吸一般占运动耗能的15%~20%，更高效的呼吸能更强化运动效果。不管对普通人还是对新手妈妈来说，进行呼吸训练，掌握高效的呼吸方法，在日常生活中随时改善我们呼吸的品质，都能让身心受益。

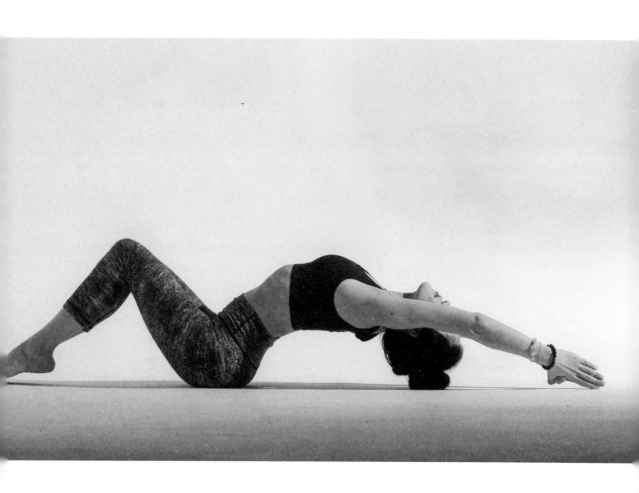

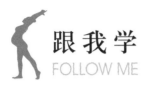

# 跟我学
## FOLLOW ME

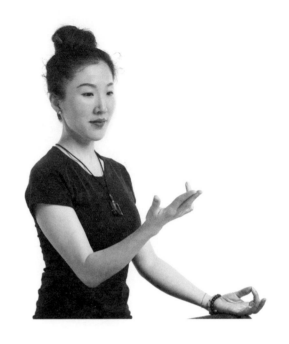

● 阳式呼吸：

❶ 鹿角手印准备，右手的食指、
中指并拢，其余的3指放松。

❷ 食指、中指抵住眉心之间，大
拇指放在右鼻翼处，无名指放在
左鼻翼处。

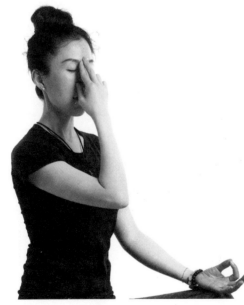

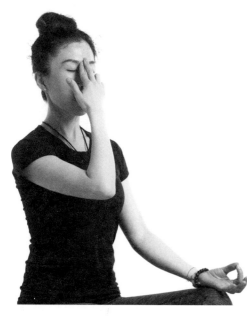

❸ 右侧鼻孔吸气。

❹ 左侧鼻孔吐气。

▶ 感受左右鼻孔的通畅程度，吸气的时候可以在心里默念数数，关注气息的进入和排出，重复7~10次

▶ 适合清晨起床后和上午练习，精神萎靡、情绪低落、低血压低血糖者可以多多练习

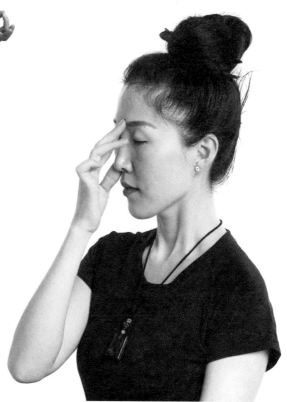

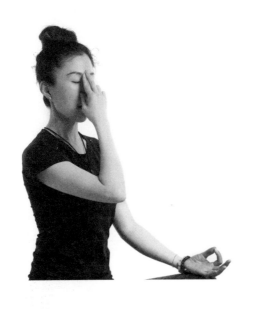

### ◐ 阴式呼吸：

❶ 鹿角手印准备，大拇指轻放于右鼻翼处，无名指放于左鼻翼处。

> ▶ 适合失眠的妈妈，尤其是睡前，特别是烦躁、疲惫的时候

❷ 左侧鼻孔吸气。

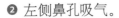

❸ 右侧鼻孔吐气。

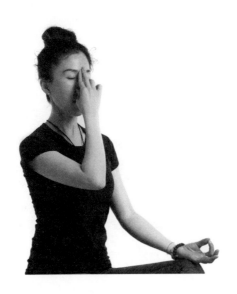

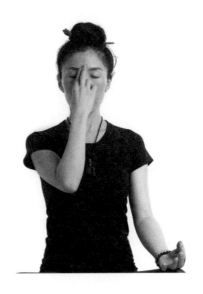

## ● 阴阳式呼吸：

❶ 鹿角手印准备，大拇指轻放
于右鼻翼处，无名指放于左鼻翼
处。两个鼻孔同时吸气，然后堵
住右鼻孔，左侧呼气。

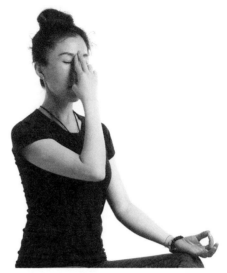

❷ 呼完左侧接着吸气，吸完堵住
左鼻孔。

❸ 右侧呼气，呼尽之后，接着右
侧吸气。左呼左吸，右呼右吸，
为一个回合。

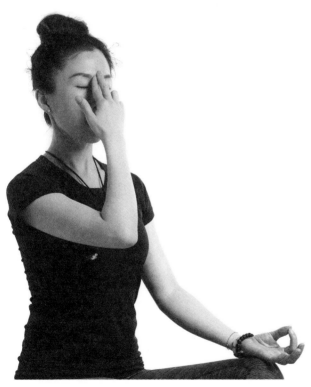

▶ 每次都是从一侧的鼻孔呼气
开始，吸气结束，再到另一侧
鼻孔呼气开始，吸气结束，为
一个回合
▶ 适合所有的妈妈，特别是感
觉疲惫，想让自己精神旺盛、
更有精力的时候，都可以练习

练瑜伽的时候，每个人都会经历这样的时刻或者阶段：你到了某个节点特别烦躁，或者某个体式痛苦难忍，这些就是你最需要忍受和克服的地方，你要做的只是深呼吸，坚持深呼吸，忍受，然后克服它。呼吸如谜一样，它充满能量，自会帮助你攻克难关。

当你因为生产疲惫不堪时，当你产后焦躁不安时，当你觉得养育孩子很艰辛，暴躁、愤怒涌上心头时，当你老公不理解、家人不支持时，你的呼吸还能帮助你、陪伴你。别人不能帮助你的，你与生俱存的呼吸可以。

把你的意识放在你的鼻孔或者腹部，来，深长地呼吸，这最平常的呼吸，会变成一个得力的工具、贴心的伙伴，陪伴你、帮助你更好地渡过这个难关。

· 王 昕 说 ·

WANG XIN SAYS

当了妈妈之后，女性的人生就进入了一个全新的、让人狂乱的世界。没关系，在这个狂乱的世界里，请深呼吸——瑜伽其实就是生活的暗喻，如果不安，那就正确地、高效地呼吸吧！

# 髋窄腰细第一步：调动你的内核心

在产科待半天，你就可以写出"中国孕妈图鉴"。产妇各有各的形态，有习惯性手叉腰挺着肚子的，也有习惯性塌腰抱着肚子的，有习惯性斜肩塌背扭曲站立的，也有习惯性身形挺拔矫健的。孕期体态就是产后体态的一部分，孕期体态正确，产后修复就完成了一半。

习惯性挺着肚子的，容易耻骨分离，腰痛；习惯性塌腰驼背的，容易消化不好，尾骨痛，坐骨神经痛；习惯性斜肩塌背的，你歪向哪一边，哪一边就容易痛。体态歪七扭八的，都是自己对自己的长期压迫。而习惯性身形挺拔的，产后依然挺拔矫健、活力四射。同样都是习惯性体态，为什么差距就这么大呢？

区别就在于核心力量，在于你是否习惯性地调动你的内核心。

生活中，常有人即使走平路也会摔跤，但也有人即使突然被绊了一下，也不一定会摔倒。区别是什么？区别就在于其是否习惯性地使用内核心的力量。

# 激活内核心

运动健身界常常在说核心力量、核心肌群，因为核心力量不仅可以帮助人体形成核心稳定性，而且在竞技运动中，它还能够主动发力，是人体运动的一个重要"发力源"。核心力量是一种与上肢力量、下肢力量并列的力量能力。核心力量强的人，腿部就比较轻盈，擅长长跑的人一般核心力量也比较强。核心力量来自活跃的核心肌群，核心肌群保护着我们的腹腔内脏器官，同时稳定着腰椎、骨盆和下肢。核心力量的训练是为了启动内核心，在做所有的运动之前，都应该激活你的内核心肌群，再做动作，这样可以保护身体不受伤害。

人站立着，我们的胸部以下、髋部以上，就是我们的内核心。内核心支撑着我们所有的内脏器官，它就像一个盒子，保护着我们的肠胃器官、内脏系统等，也支撑、保护着整个孕期内孩子的家——子宫。所以，怀孕最容易伤害的就是我们的内核心。

调动内核心，稳定内核心，不是运动的目的，而是基础第一步。稳定的内核心给不同肢体的运动创造支点，为不同部位肌肉力量的传递建立通道。

内核心最重要的就是4组肌肉：膈肌、多裂肌、腹横肌和盆底肌。膈肌是只要你呼吸，它就是在工作的，但是你要用正确的呼吸方式——腹式呼吸。孕期总是卧床不动或者呈塌腰体态，容易让多裂肌萎缩。子宫增大会把腹部撑大，腹壁长期撑长，使得腹部肌肉弹力纤维破裂，腹横肌松弛，腹直肌出现不同程度的分离。重力作用又使子宫压迫盆底肌，长期压迫，盆底肌或松弛或过度紧张，就会出现功能性缺失。

产后有各种各样的痛，几乎所有的痛，都可以追溯到对内核心的伤害。比如，大多数和松弛素有关的疼痛，都是因为内核心不稳定。松弛素会让我们的关节变宽松，方便宝宝的成长和生产，但是松的时候，你要是没有力量去稳定它，就会疼。很多妈妈产后松懈、软塌塌的，就是没有核心力量。前面描述的各种不正确的体态也一样，都是没有调动内核心。为什么别人怀孕前身形挺拔，产后也健康挺拔？因为人家调动了内核心啊！所以产后不管是哪种痛，要用哪个处理办法，第一步，都是先回到仰卧山式、坐立山式、站立山式，调动你的内核心，激活你的内核心，稳定你的内核心。

激活内核心时，要注意两点：

**第一，配合正确的呼吸。**

**第二，内核心是一个整体，可以逐一激活，但是要整体练。**

要调动内核心，配合腹式呼吸加上加强版的完全式呼吸就可以。我们练腹式呼吸时，吸气，腹部尽力突起，憋住几秒，呼气，腹部尽力内收，再憋住几秒——长度根据个人体能而定。这样腹壁肌肉舒缩运动的同时，带动膈肌上下运动。膈肌和盆底肌又互相作用，是一种同上同下的活塞运动关系，盆底肌在膈肌的上下运动中也会得到锻炼。而只要是保持平衡的练习，多裂肌就都在工作。

内核心是一个整体，锻炼的时候，要收就一起收，要懈就一起懈。刚开始你可以一个个地练，但是最后一定要学会整体做，不能上面紧收，下面松懈。很多人坚持不了或者不愿意整体做，是因为收内核心是非常累的。标准的腹式呼吸，很有可能只做了几次，身体就已经开始微微出汗了。可是有感觉就对了啊，说明内核心调动起来了。

所有的体式，都是内核心激活了再做才有效。而且要养成随时调动内核心的习惯：只要你在呼吸，就是调动内核心的呼吸，就是在运动，不要等瑜伽老师提示你才这样，不提示你就不做了。所有不平衡的练习，都可以强化内核心。

另外，日常也不要懈怠。我的习惯就是无论平时生活还是锻炼，内核心一直调动着。要形成习惯，要让全部的核心肌肉随时都工作起来，这是产后妈妈们的第一个任务。

随时调动内核心、训练内核心的好处非常多，因为它是一个前馈机制，调动它会减少你的受伤风险，而且长期的锻炼会引发一个质变的过程，它会逐步增强你的运动表现。

# 随时调整和控制

很多人产后腹直肌反复分离，为什么？那是因为没有随时调动和控制内核心。做产后修复瑜伽，有些人只是在垫子上的时候记得练习控制，在家庭的日常生活中就忘记了。没有控制，弯腰、卷腹都可能在产褥期引起腹直肌再度分离。产后不要做卷腹练习，也是因为很多人不会收内核心，错误的仰卧起坐很容易导致腹直肌再度分离和肋骨外翻。

有的人产后肚皮为什么还那么松弛？有两个原因：

一是怀孕期间体重增加过多，可能超过15千克，这需要慢慢练习恢复。二是练习要练内核心，持续地、慢慢地锻炼内核心的收缩能力——束身衣是没有任何用处的，反而会让我们的核心肌肉形成惰性，不工作了。刚刚生完孩子的妈妈，可以用束身衣托着，起个固定的作用——因为刚生完孩子腰特别疼，内核心无力——但老穿就不好了。束腹带也存在同样的问题。剖宫产的妈妈有时候会用到那种从骨盆开始往上一直缠到肋骨的束腹带，需要它帮助稳定内核心。它可以用，但是也不要缠太久，最好几个小时就要让肌肉歇一下。如果你的盆底肌、膈肌都还不会工作，没法收内核心，你只是去勒住腹部，有可能会引起脱垂和肋骨外翻。

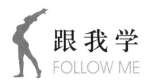

# 跟我学
## FOLLOW ME

◐◐ **肋骨外翻检测方法：**

❶ 被检查者屈膝仰卧位，检查者双手虎口卡住其肋骨下角；若自己检查，则对照镜子，双手指尖向下，大拇指卡在肋骨弓下缘。

教学模特　邱文茹

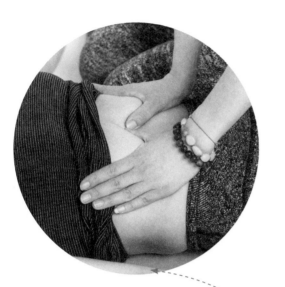

❷ 若大拇指之间的角度明显大于90°，则为肋骨外翻；小于90°，就是肋骨角狭窄；90°左右，则不存在肋骨外翻或狭窄，但若肋骨向前突出很多，则可初步判断为肋骨前突。

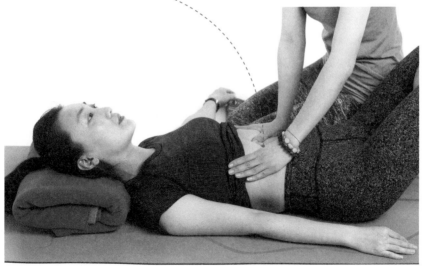

● 调整方法：

## 肋骨过宽

屈膝仰卧位，双手放在肋骨两边，吸气后背压地，呼气发"xu"的声音，同时双手推肋骨向内向下，肋骨"找"肚脐，同时肚脐"找"地面。

注意：每天重复3~5个回合，每个回合10次呼吸

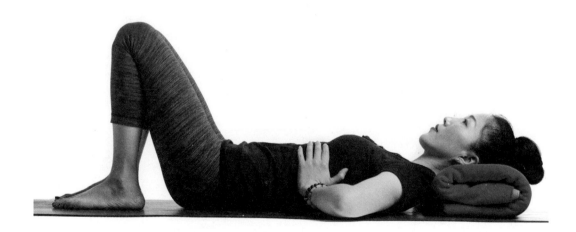

## 肋骨角狭窄

屈膝仰卧位，双手放在胸的下方、肋骨两侧，吸气时肋骨向上向四面八方打开，感觉双手被推动向外，呼气发"xu"的声音，肋骨微微内收下沉，小腹上提找向肚脐的方向，同时肚脐下沉指向地面。伴随顺畅的呼吸重复数次，慢慢地，肋骨角随着每次吸气会打开得更多。

**注意**：空腹练习，可以在仰卧位、坐位或站立时练习

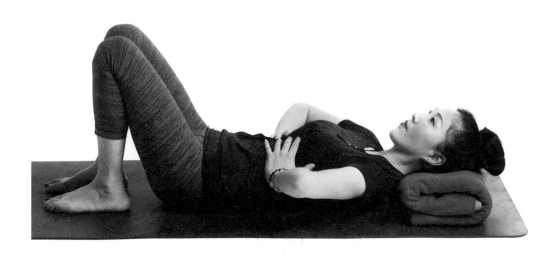

产后第一天开始，妈妈们就可以循序渐进地练习呼吸，尝试调动内核心，找回核心肌肉的力量。人体天生能自愈，我们不要总是想着偷懒，依靠外物或者科技。如果我们身体被外物或者科技禁锢，我们也就丧失了自己。我们很难控制别人，唯一能控制的，就是自己和自己与这个世界相处的方式。机体本身有获得自我健康的能力，只要唤醒这一能力即可。随时调动内核心，有觉知地启动内核心走路的人，是很难摔跤的。

瑜伽是1%的理论，加上99%的练习。所有运动和体式锻炼中，要不断重复告诫自己，调动内核心，收住内核心。有力的内核心给你稳定、给你力量，你的身形健康挺拔，才能享受生命的活力。人的身体从不撒谎，你是有生命力的、健康的瘦，还是只是瘦而已，一眼可见。

产后的妈妈们都走在成为女超人的路上，女超人塑身的目的，不仅是为了美，为了瘦，更是为了自己的健康和宝宝的健康。调动你的内核心，让所有内脏器官归位，骨盆闭合，耻骨联合复位，身体的疼痛自然消除，体重体形自然恢复。

兼具内在的控制力量和外在的妩媚温柔，妈妈们要美，全凭实力！

# 子宫按摩与恢复

月子里的女性，真的什么都不能做吗？

我们有很多女性产后坐月子的规定或习俗，如不能下地啊，不能沾水啊，不能运动啊，等等，就是除了在床上吃喝睡，什么都不能做的意思。我非常怀疑，这可能是我们古代女性智慧的结晶：那个时候没有暖气、没有空调、没有洗衣机、没有汽车、没有24小时的热水，刚刚生完孩子还不能好好休息一个月吗，是不是？

规定"不能下地、不能沾水、不能运动"，公公婆婆就不能让你生完孩子3天就下地干活，徒步去河边吹着冷风洗衣服，或者去井沿弯腰用蛮力拎水。真的是非常聪明的古代女性——逃避劳动，才能保护自己。

而现代生活，早已不是以前的落后穷苦时代了，24小时恒温的家，机器家电很大程度上把人类从体力劳动中解放出来。充足的饮食和休息，营养过剩的产妇早已多过营养不良的，我们需要重新审视月子里的种种规定和习俗，发现我们女性新的需求，更好地解决产后面临的种种问题。

"月子"这个词举足轻重，因为它就是用来让妈妈们产后恢复身体的。宝宝生长、生活了10个月的家——子宫，当然是第一恢复对象。

子宫本来小小的，悬挂于我们人体盆腔的中央，它的前面是膀胱，后面是直肠，下面是阴道。没有怀孕时，子宫只有50克左右，待分娩时子宫重达1000克左右，怀孕使得子宫产生20倍的伸缩。正常情况下，产后6～8周，子宫可以恢复到原来的大小、回到原来的位置。虽然不做产后修复瑜伽，子宫也会恢复，但是子宫的恢复还是趁早为好，更好、更快地复原它的位置和弹性，妈妈们的正常生活才能尽早开始。

最好的按摩子宫、促进子宫恢复的运动就是腹式呼吸和会阴收束法。腹式呼吸和会阴收束法都是产后第一天或第二天就可以开始的运动，只要你觉得舒适就可以做，除了不要憋气，练习没有任何限制和禁忌。

# 月子里的腹式呼吸

腹式呼吸对于帮助恶露排出、子宫复位非常有效。

产后，子宫蜕膜，特别是胎盘附着处的蜕膜和一些坏死的组织会脱离、脱落，经阴道排出，就是恶露。它跟我们的月经血差不多，先是血性恶露，再是咖啡色恶露、白色恶露，正常情况下两周左右消失。子宫修复不好的，可能到产后三四十天还会有一些。

产后妈妈选择仰卧或者舒适的坐姿，吸气时可以把一只手放在腹部肚脐处，放松全身，先自然呼吸，然后吸气，使腹部鼓起，最大限度地向外扩张腹部，胸部保持不动；呼气时，腹部自然凹进，向内朝脊柱方向收，胸部依然保持不动。

如此循环往复，保持每一次呼吸的节奏，体会腹部的一起一落。腹式呼吸是生完的那一瞬间开始就可以练的，它可以帮助、配合胎盘的娩出。胎盘娩出后继续做腹式呼吸，可以帮助子宫止血和复位。腹式呼吸还可以刺激肠胃蠕动，帮助排便，促进腹壁内收。腹式呼吸简单易学，站、立、坐、卧皆可，随时可做。产后妈妈以躺在床上为好，腹式呼吸对子宫有极好的按摩作用。

## 交叉式腹式呼吸和肋骨式呼吸

月子里，除了腹式呼吸，还有两个可以练习的呼吸运动，交叉式腹式呼吸和肋骨式呼吸。

交叉式腹式呼吸，是让产后妈妈屈膝仰卧，小臂交叉，双手放于对侧的腹部两侧——肋骨下缘与髂骨之间的位置。吸气时，腹部隆起，感觉把小臂和手撑开；呼气时，双手对抗腹部的力量，帮助腹部往内、往里收。如此重复。它除了具有腹式呼吸的好处外，还增加了帮助腹直肌分离愈合的功效。但是注意，腹围、腰围过大或乳房过大的妈妈，可以用长毛巾或围巾代替手臂，在练习的过程中一定不要压迫胸部。

　　肋骨式呼吸，是让产后妈妈双手放于胸部下方肋骨外缘，手和肋骨始终微微对抗。吸气时，肋骨扩张，双手向外打开；呼气时，肋骨内收，双手也随之向内。它能帮助修复和调动膈肌的力量，预防和调整肋骨外翻，唤醒核心肌群。

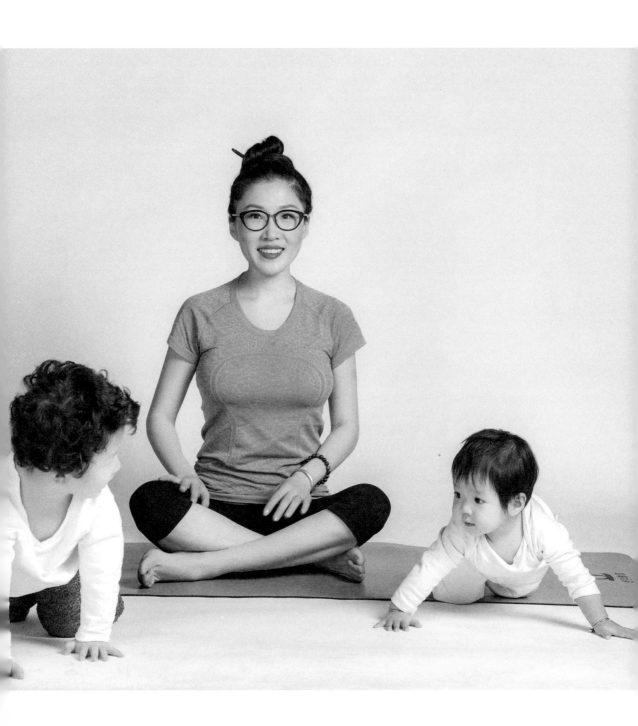

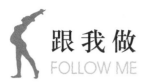

# 跟 我 做
## FOLLOW ME

⬤⬤ **月子里的腹式呼吸：**

❶ 屈膝仰卧，将手放在肚脐之上，吸气，腹部微微隆起。

❷ 呼气，微微收腹部，肚脐位置向下、向内收，去贴靠腰椎的位置，重复数次。

> **注意：** 不要憋气，次数以自己感觉舒适为宜，产后第一天就可以练习
>
> **好处：** 促进子宫复旧，止血，刺激肠胃蠕动，帮助恶露排出，预防便秘，缓解背痛

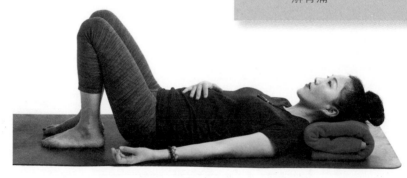

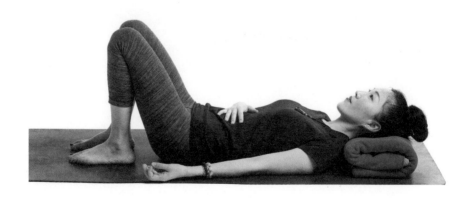

## ⬤ 交叉式腹式呼吸：

❶ 屈膝仰卧，小臂交叉，双手放于对侧的腹部两侧。

❷ 吸气，腹部隆起，把小臂和手向前、向外撑开；呼气，双手对抗腹部的力量，帮助腹部往里收。重复数次，若腹围、腰围过大或乳房过大，可用长毛巾或围巾代替手臂。

注意：有痔疮或脱垂现象的妈妈不建议练习；双臂交叉时不要压迫乳房；长围巾交叉内收时用力要轻缓，围巾宽度要包裹肋骨下缘到骨盆上缘的距离；呼气内收时配合会阴微微收紧效果更佳

好处：在腹式呼吸功效的基础上按摩子宫，帮助腹直肌闭合

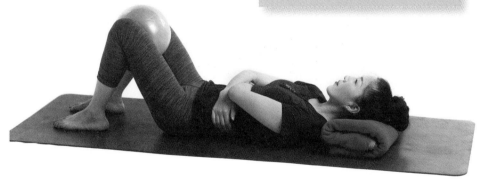

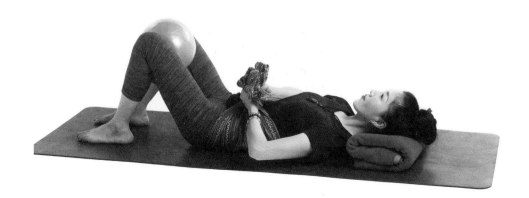

### 🔵 肋骨式呼吸：

**❶** 双手放于胸部下方肋骨外缘，手和肋骨始终微微对抗，吸气，肋骨向前、向外打开，双手随之外展。

**❷** 呼气，肋骨内收的同时，带动双手也随之向内，重复数次。

> **注意**：始终保持骨盆稳定，双手和肋骨微微对抗
>
> **好处**：调整肋骨外翻，缓解上背疼痛

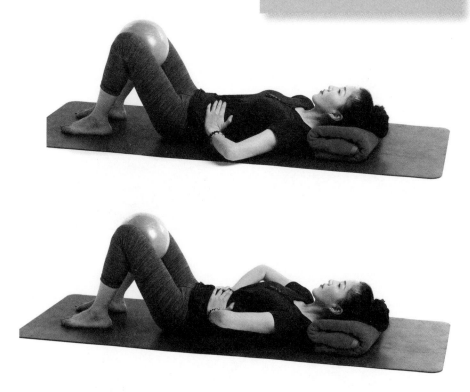

以上这3种呼吸方式，月子里可以练习，整个产后时期也可以练习。

# 月子里的会阴收束法

会阴收束法也叫凯格尔运动，早期是由美国妇产科医生提倡的、针对怀孕妇女的处方指定运动，后期发现好处不止于此而广泛推广。凯格尔运动借由重复收缩和伸展骨盆底的耻骨、尾骨肌来增强肌肉张力，也就是女性的会阴肌，也叫凯格尔肌肉。会阴收束法不会影响伤口愈合，没有不能练习的时候。它是一种独特的、私人化的、令人愉悦的体验、运动，有些人甚至会感到微妙的幸福感——意念快感。会阴收束法可以躺着练、坐着练、站着练、走着练，大多都是老师教会后，平时自己练，不会在课堂上专门练。

会阴收束法的练习，可以想象要小便时，突然憋尿，呼气上提，憋住，3、2、1，3秒钟后吸气放松，1、2、3，3秒钟后又憋住，如此循环。不要真的在小便时憋尿进行练习。重复10次为一组，每日3组以上，逐渐增加到25次为一组。运动的全程保持正常的呼吸，保持身体其他部分放松，可以用手触摸腹部，如果腹部有紧缩的现象，说明腹部代偿、运动的肌肉错误。

凯格尔运动常被用来治疗女性的尿失禁问题，预防和减轻生殖系统紊乱问题，减轻便秘和痔疮等。对产后妈妈来说，凯格尔运动可以预防和治疗阴道脱垂、子宫脱垂，治疗产后压力性尿失禁，促进子宫和阴道的修复，使它们恢复正常弹性，帮助产后妈妈恢复正常性生活等。产后脱垂一般要用医疗手段治疗，但是只要正确练习，轻度脱垂通过1个月的锻炼就可以解决，2度以上的脱垂1～2个月就可以恢复到轻度。

　　产后修复瑜伽的练习都是很和缓的，没有大量的出汗现象，因为对产后哺乳的妈妈来说，大量出汗是一种禁忌。以上3种呼吸运动或者肌肉运动，看起来很细微、枯燥，但是值得认真练习、坚持练习。产后修复的瑜伽课，上一整节课可能就只看到在做几个重复的动作，即使是私教，体式也不可能很多。产后修复就是得重复做，它是针对一个部位有重点的、恢复性的练习，正确且次数达到了才有可能保证效果。就像健身教练让你双手举铁上下一样，用一节课、几节课练这一个动作，才能达到练肩、胸或腹肌的目的。

　　需要注意的是，如果是产后第一次做这种瑜伽练习，练完之后恶露会有增多的现象；或者恶露在已经消失的情况下，会重新出现；或者已经产后几个月了，练完之后发现内裤上有一些血性的分泌物、咖啡色的分泌物——都不用担心，这是一种正常的身体表现。我们的子宫不是那么光滑，阴道里面更是布满褶皱（阴道褶皱越多越年轻），所以呼吸的练习、收腹、一些扭转的体式让我们腹内、子宫得到按摩，残余的恶露就排出了。妈妈们不用担心，放轻松就好了，尽可能地享受这个练习，而不是惧怕这个练习。

　　但有些妈妈月子后可能没有做相应的检查，如果练习后排出物是血液状，需要立即就医检查。因为有可能是子宫肌瘤或者其他部位在练习中摩擦、破裂、出血，一定要看医院的检查结果，遵医嘱。

　　修复和修行一样，永远都是由内

及外的。子宫的修复和保养就是坚持做腹式呼吸和练习会阴收束法。

市面上有一些号称"暖宫"的课程，其实并不科学。人体常态的温度是37℃左右，你的子宫本来就是暖的。"暖宫"不过是商人们营销的商业概念。我认为，子宫保养注意生孩子后别着凉，尽早产后修复，就好啦！

· 王昕说 ·

WANG XIN SAYS

据调查，女性最喜欢的三大运动是跑步（53%）、散步（40%）和做瑜伽（35%）。现在你知道了，还有两个运动，女性更应该一直做、喜欢做，那就是可以按摩子宫的腹式呼吸和会阴收束法，更能增加女性深层魅力哟！

# 腰腹恢复

我们传统的生活方式对孕产有很多错误的认知，孕妈妈常常听到这样"安慰"的话：

"腰疼啊？你辛苦了，生完就好了！"

但是我们的思路可以变一变，你腰疼，应该做些什么让腰不疼呢？

负责任地告诉你：腰可以不疼的。不仅可以不疼，还可以恢复得和没有生孩子时一样。

## 腹直肌修复

产后腰腹恢复，第一个看腹直肌的修复。

腹直肌是什么？

就是民间俗称的马甲线。人体腹部左右各有一条长长的条索状肌肉，正常状态下两块肌肉靠筋膜连在一起，这就是腹直肌。有些人练出8块腹肌，就是靠运动牵扯，筋膜、肌筋膜把它变成了8块。它参与内核心，稳定脊柱、稳定内脏、维持正常的腹盆腔压力。它如果没有修复好，产后妈妈们可能会腰骶部疼痛、耻骨疼痛、背部疼痛、腰椎不适、肋骨和膈肌带不适，会有疝气或者大小便的问题等。腹直肌分离过大，且常年没有修复，会造成腹部过大，很多人产后多年肚子依然减不掉，就是这个原因。

怀孕期间，出现在女性肚皮上的黑线叫作腹白线——其实男人、小姑娘也有，只是不明显——长长的，以肚脐为中心，向上下两端延伸，从耻骨延伸到剑突。十月怀胎，随着肚子变大，腹直肌在腹白线的位置被子宫向两侧撑开。撑开实际上是一个正常的过程，一朝分娩，它自己会慢慢地恢复闭合，

但是完全闭合几乎是不可能的。腹直肌正常的分离对人体没有功能上的影响，但是过度肥胖造成的过度分离，或者多次分娩可能导致的过度分离，就会产生上面一系列的问题。

妈妈们都可以学习一下检测腹直肌的方法：

屈膝仰卧位，抬起上半身，肩胛骨的下角保证离开地面，这时检测3个点：肚脐、脐上4指和脐下4指的位置。手指压过脂肪，你会摸到这两条硬硬的肌肉中间的空隙，把手指头竖起来，看看可以放进去几根指头——有些很胖的妈妈，脂肪层很厚，检测时要左右轻推开、透过脂肪去摸。有些人只可以放1指或小于1指，有些人能放3个手指，有些人甚至能放一个拳头。你检测中最大的分离指数，就是你腹直肌分离的宽度。腹直肌分离小于2指属于

正常，分离2指或以上就需要医学干预了，它会影响身体的机能，很多瑜伽体式、运动都不能做，严重的还会加剧身体疼痛甚至危害健康，必须修复。

还在月子里的产后妈妈，对腹直肌的闭合不要着急，因为松弛素还在，假象的闭合一推就可以推开——月子里检测时不要一直往外推自己的腹直肌，真正的闭合，还是要给它建立力量。腹式呼吸可以激活腹直肌，唤醒腹横肌和盆底肌的力量，多做内核心的激活和稳定练习，腰腹肌肉的力量就会恢复。

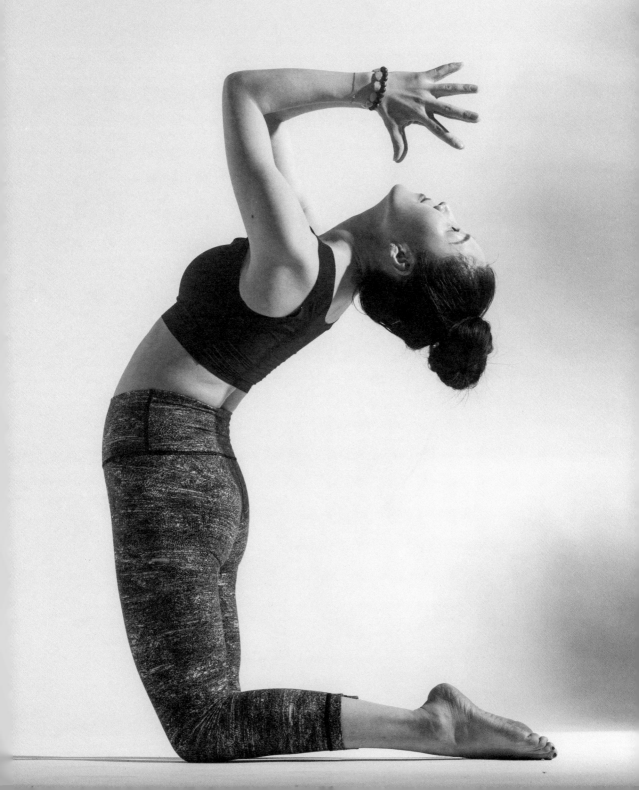

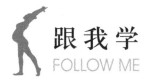

# 跟我学
## FOLLOW ME

**腹直肌检测方法：**

❶ 屈膝仰卧，一手4指置于腹部中线测量3点位置：肚脐、肚脐上4指、肚脐下4指。

❷ 抬头抬肩，让肩胛骨的下缘离开地面，用食指、中指并拢，感受腹直肌之间的距离。

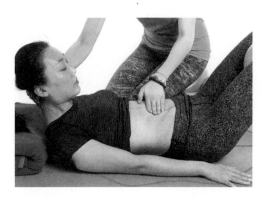
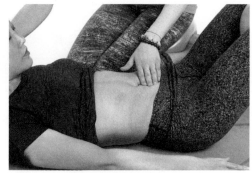

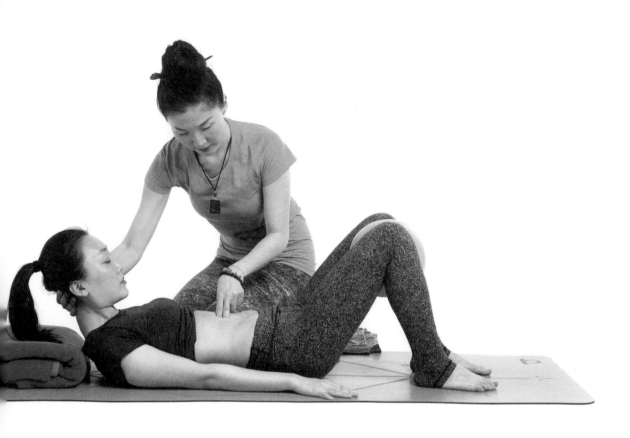

❸ 若2指之内则为正常，可以配
合呼吸和内核心稳定进入腹部力
量的练习。

❹ 若腹直肌分离大于2指，则必
须先进行腹直肌的修复。

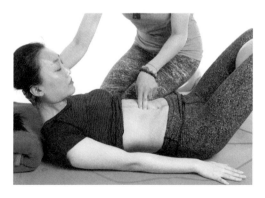

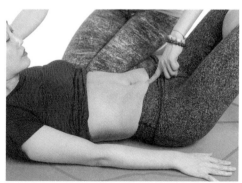

腰腹恢复健康与否，跟体形胖瘦没有太大关系。

体形好的，不一定恢复得好。我教过很多产后修复的课，常常邀请产后妈妈在课堂上帮忙做示范。有的妈妈上来刚掀开衣服，大家"哇"地赞叹，感慨她平整的小肚子、纤细的腰，觉得恢复得挺好啊！结果我一按压，她自己一做动作，腰腹完全无力！腹部只工作两秒钟就泄气了……这往往意味着她的腹横肌还不会工作，腹直肌还没有修复。同样的课堂上，也会有另外的妈妈，一眼就看得出是产后的那种圆润丰满。大家是不是觉得人家肯定恢复得不怎么样？事实上，腹直肌检测，她的腹直肌分离不到1指，做动作有力量，腰腹恢复得很好。

产后肚子平整与否、胖瘦与否，真的跟恢复得好不好没有关系，不要被外在表象迷惑。也不要过早追求外在美感，腹直肌的分离还没有闭合的时候，不要着急练肚子、急减肚子。

腹直肌有一个功能，就是维持腹部卷曲状态。如果你的腹直肌还分离着，你这个时候总是卷腹，有可能让腹直肌分离变更大。有可能你怀孕的时候并没有分离那么大，但因为你产后一直在卷肚子——本来它慢慢可以回来的，可是你运动把肌肉变硬，又一卷腹，相当于把它往两侧一掰。就像崩开了的拉链，你越让周围紧绷，崩开的口子就越大。仰卧起坐本来可以练腹直肌，但是在腹直肌分离的情况下做，就是伤害。

现代很多过度肥胖的男士也一样，如果肚子上总有一堆肉悬在那里减不掉，很有可能和产后体重过重的妈妈一样，是腹直肌分离导致的，可以先做腹直肌恢复，再通过激活内核心、呼吸的练习，慢慢减肚子。腹直肌没有修复时，依赖束腹带、束身衣都是不对的。刚刚生产完时，可以用它们起固定作用，但过度依赖就会让肌肉形成惰性，内核心不会工作、腰腹无力，甚至会引起内脏脱垂，就得不偿失了。偷懒不仅有可能毁了你的身材，更有可能毁了你的健康生活。

胖不是罪，瘦不是罪，让自己受罪的身体才是罪！如果产后妈妈体重过重，导致腰部脊椎已经变形了，这就不适合练任何其他体式，需要先放松和伸展。放松肩部、颈部、背部，再做月子里的呼吸练习、仰卧的练习，最后才适合做功能性的恢复练习。这样的产后妈妈只能上私教课，做针对个人量身定制的调理、修复，才能真正有效恢复。上大课或者自己练的，很容易只是拱着背、摆样子，有可能也出汗，也会瘦，但是该疼的地方还是会疼，实质性的问题并没有解决。

这两年流行"A4"腰，薄薄的、瘦瘦的，好看——这种腰十有八九会腰疼！现在不疼可能只是因为还年轻，等怀孕、生孩子或者上年纪了，一定会疼。"A4"腰就是畸形审美。

那"腰精"呢？

人鱼线、马甲线、8块腹肌一个不少的小"腰精"，也不一定就是健康的好腰。肌肉也有"死"肌肉、"活"肌肉之分。很多肚子练得特别紧的人，看起来就是笨笨的肉疙瘩，腹部常会有肠胀气、肠粘连的疼痛。这就是"死"肌肉，是肌肉和筋膜都太紧张造成的，腰腹有力量但是不够有弹性。"鲜活"的腰，才是好腰。区别就在于腰腹的激活和放松，锻炼之后要伸展。一堂完整的产后腹直肌修复课，也要在拉伸体式结束后，才进入休息阶段。这样练习，腹部线条才会修长、好看，是柔美而不是健美。

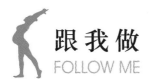

# 跟我做
## FOLLOW ME

### ⬤ 腹横肌锻炼：

屈膝仰卧位准备，双手大拇指放于髂前上缘内侧1厘米处；自然地呼吸，呼气时意识带动小腹收紧上提，找向肚脐的方向，同时感受大拇指指腹下方开始变硬；吸气放松，小腹还原，指腹下开始变松变软，重复5~10次。

### 加强版

可双脚离地，大小腿呈90°，吸气准备，呼气时小腹收紧，带动臀部离地。

> **注意**：大腿与上身的角度始终不要小于90°

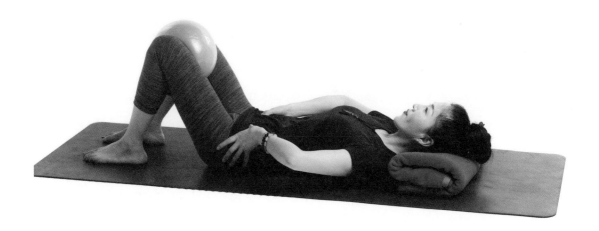

## ⬤ 腹直肌锻炼：

屈膝仰卧位准备，双脚踩地，双手十指相扣放于后脑勺，双肘始终外展；吸气准备，呼气，保持臀部压实地面，肋骨内收带动胸椎、双肩、双臂、颈椎和后脑勺依次离开地面，下巴离锁骨窝一个拳头的距离；吸气，从胸椎开始依次还原到地面，重复5～10个回合。

**注意**：整个过程，手和后脑勺始终贴实，胳膊肘始终外展

### 加强版

双脚离地，大小腿呈90°，大腿和上身呈90°。

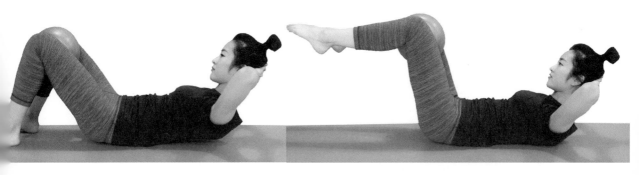

### ◉◉ 腹内外斜肌锻炼：

❶ 仰卧，双手手心向下压地，双腿并拢抬离地面90°。

> **注意**：剖宫产后3个月以上练习；腰椎间盘突出者禁止练习；肩膀不能离地

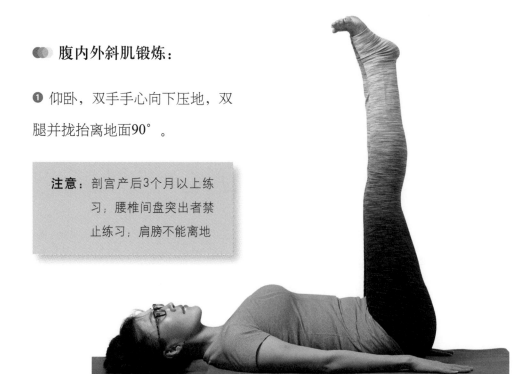

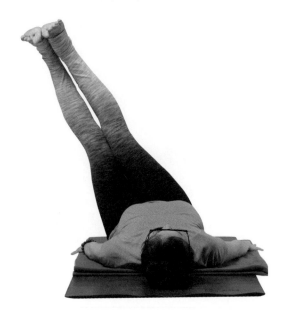

❷ 呼气，保持后脑勺、肩膀始终压实地面，双腿并拢倒向一侧，意识放在腰的侧面。

❸ 吸气，以侧腹的力量带动双腿回正，然后反方向动作，重复5～10个回合。

## ◐ 腹部拉伸——眼镜蛇式：

❶ 俯卧，双手放在胸部前方垫子两侧，手臂推直，胸口提起，收下颌，哺乳期的妈妈避免压迫乳房，双脚打开略微超过骨盆的宽度，保持腹部始终微微内收。

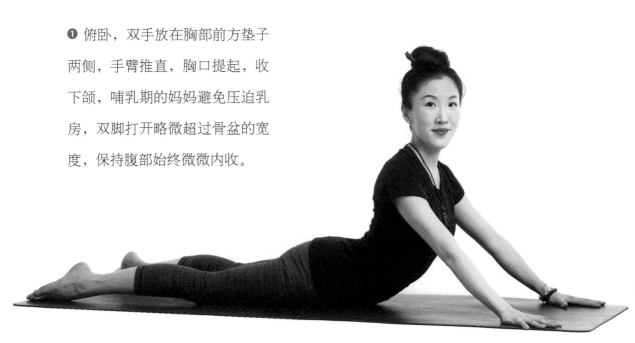

❷ 吸气，胸口上提，带动脊柱逐渐后弯，胸部、腹部离开地面，找到身体前侧伸展的感受；自然呼吸，在此处保持5～8次呼吸的时间。

注意：腰椎不舒服的可以保持微微屈肘

❸ 侧腹侧腰伸展，在上一步骤的基础上，随着呼气，胸口带动双手向一侧移动，手始终和肩膀一样宽，保持胸口上提，肩膀远离双耳，找到侧腰和腹部拉长的感觉；同样，自然呼吸，保持5～8次呼吸的时间。

**注意：** 剖宫产3个月以内禁止练习；严重的腰椎间盘突出者禁止练习；若腰椎有不适，双手向前向外打开的幅度可以变大；伸展和扭转的过程中保持腹部收紧

❹ 吸气回正，随呼气做反方向练习，感受侧腰拉长，耻骨、肚脐、胸口上提。

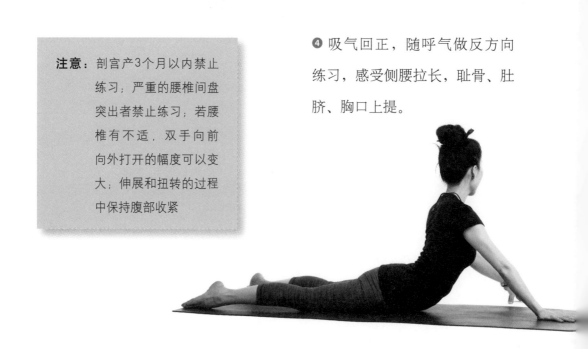

### ● 腹部放松——宽婴儿式：

跪立，双膝微微打开，给胸部空间，脚背着地，大脚趾相触，臀部坐在脚后跟上，双手握拳重叠，眉心或额头抵在拳头上。

**注意：** 保持脊柱伸展，不塌腰驼背；避免压迫乳房

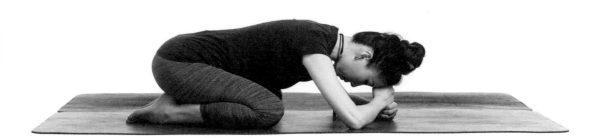

# 剖宫产伤口瘢痕和妊娠纹修复

先将腹直肌修复、内核心激活，内在的伤害修复了，再来考虑外在的修复。

很多妈妈不懂预防，产后肚子还是黑色的，有色素沉淀，或者满是妊娠纹，特别难看，不愿意被人看到——产后是妈妈身心最敏感、脆弱的时期，妊娠纹或者瘢痕让她们特别自卑、难过。其实，妊娠纹与伤口瘢痕不管存在多少年，通过筋膜的按摩、伤口的处理，都是可以慢慢恢复，直到瘢痕几乎消失的。

剖宫产的伤口瘢痕、妊娠纹和身体任何部位的瘢痕，处理思路都一样，那就是给筋膜放松。我们的肌肉、内脏外面都有一层筋膜，保护着我们。以前很少人在意这个筋膜，现在越来越多人知道了它的重要性，

它维持着皮肤的弹性。比如剖宫产的伤口，如果皮肤表层长好后，底下筋膜的伤口仍是打结的，没有恢复舒展，就会引发很多疼痛。这些筋膜结节，越早处理越好。

剖宫产3个月以内，伤口内部还没长好，可能还在出血，但你可以从最外围开始，由外围慢慢按摩到中央，配合修复皮肤的油或者乳液，舒缓伤口周围的筋膜紧张。给产后妈妈做按摩的时候，先选择一小块肌肤，压住，轻轻抖动，问她疼不疼。如果不疼，说明那个地方没有打结；如果疼，就从那里开始按摩。

妊娠纹也是一样的，先破坏妊娠纹的组织，再抹上椰子油或者其他修复皮肤的乳液或按摩油来按摩。刚刚处理完的妊娠纹或者伤

口周围会发红、发痒，这都是正常的，说明刺激到了，不用害怕。

痊愈的伤口处理时，如果有刺痛感，那都是筋膜还没有恢复好，需要先回到筋膜按摩舒缓的步骤。舒缓按摩完了，再做"搽皮儿"处理。健康的身体，比如小孩子的，你捏他的皮很容易，但是大人的或者有伤口的皮肤，常常很难捏起来。皮肤捏不捏得起来，跟胖瘦没有关系，跟里面的筋膜是否紧张有关系。捏不起来，说明身体里面都是结节，筋膜和肌肉过度紧张，这样人很容易气血不通。紧张的人肌肉不放松，怎么练也很难瘦下来。

学会伤口或者妊娠纹的按摩处理后，新手妈妈就可以自己来，或者教老公来做。腹部的筋膜放松开了，纹路、瘢痕也就消失了。即使是缝合的伤口，产后3个月开始处理，最后也会变成一条隐隐的白线，几乎看不见。到孩子1岁的时候，几乎就没有了。

·王 昕 说·
WANG XIN SAYS

什么样的腰是好腰？

内在有力量，外在有弹性。

大道至简，产后腰腹恢复就是持续做最简单的运动和按摩，先让腰腹有力量，再有美感。妈妈们，孕期腰疼是不正常的，我们不但可以避免，还可以用行动消除一切丑陋的纹理或瘢痕，还自己一个鲜活的好腰！

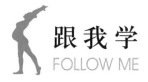

## 跟我学
## FOLLOW ME

● **剖宫产伤口瘢痕按摩：**

❶ 从远离伤口的位置开始，拇指慢慢向下渗透。发力不要用爆发力，持续性地由轻到重，每一处持续10秒左右的时间，再缓慢从外围向伤口的方向移动，直到处理到伤口的周围。

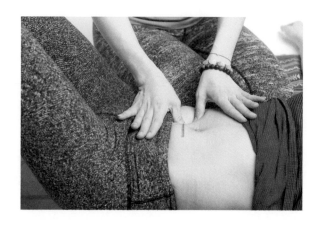

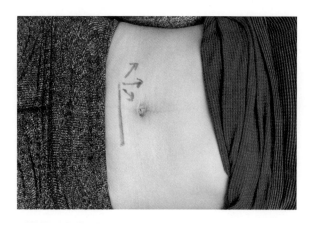

❷ 固定伤口，向上画半"米"字。一手固定伤口，一手向面部的方向水平用力拉，然后回位，向斜前方用力，再回位，向斜外方用力。

❸ 按照箭头的方向持续用力，上下一样，一手固定，一手按摩。

> 注意：伤口区域按压的处理要求在伤口完全愈合后（建议产后3个月以上）；若有痛感，不要用暴力；按摩之后伤口周围有轻微发红、发胀属于正常现象

❹ 伤口周围画"米"字。在前两个步骤的基础上，若伤口愈合良好，可将双手大拇指放于瘢痕上下，渗透之后指腹同时向上下的对角线方向移动用力，直到整条伤口处理完毕，从左到右，从右到左，1~2个回合。

> 注意：产后至少3个月以上才可做这一步，不可用蛮力，整个过程指腹没有离开腹部

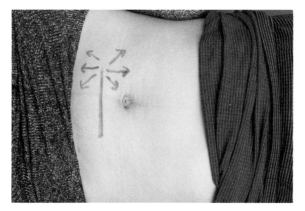

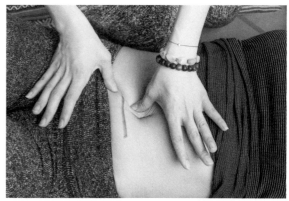

# 骨盆和臀髋胯修复

作为一个瑜伽老师，我一直强调一点：身材百无禁忌，健康只有一个标准。产后是要变得纤细如初，还是丰乳肥臀，一直都不是我们教学的重点。美貌不是我们生活的必需品，健康才是。

我们追求美、探寻美，这是生活中的良性情绪，与时尚流行、奢侈品牌其实并没有多大关系——那很有可能是一种审美焦虑和流行绑架。健康是我们应该追求的生活中真实、永恒之美。健康的生活方式——没毛病，身体各个部位都没毛病，这才是对美最永恒的追求。

## 盆底肌修复

产后修复有一类隐疾，很多妈妈都不说，因为不好意思说，也不太好说。生完孩子后，她们有时候打喷嚏、咳嗽或者大笑，就会漏尿。全球这类女性人群在产后妈妈中占到45%以上，突然的体位改变，比如快走、跑、跳等，就会漏尿，是一个说大不大、说小不小的困扰。漏尿和产后盆底肌未完全修复有直接关系。盆底肌损伤造成的另一类隐疾，很多妈妈更是三缄其口：性冷淡、性交痛。性是人类婚姻生活最基本的亲密乐趣，而相当一部分女性产后出现阴道前后壁轻度松弛或脱垂，兴奋性下降，加上产后激素变化、阴道黏膜干涩、会阴伤口恢复欠佳等，直接影响夫妻性生活质量。

盆底肌在骨盆的下段，指封闭骨盆底的肌肉群，它构成内核心的一部分。它由外肌肉筋膜层、泌尿生殖层和内肌肉筋膜层3层构成，这一肌肉群犹如一张"吊网"，尿道、膀胱、阴道、子宫、直肠等脏器被这张"网"紧紧"吊"住。它维持盆腔、腹腔器官在正确的位置，维持我们的泌尿生殖系统，同时维持正常的性兴奋、性冲动和性行为。一旦这张"网"弹性变差，"吊力"不足，便会导致"网"内的器官无法维持在正常位置，从而出现相应功能障碍。

盆底肌损伤，如果是脱垂的话，前侧脱垂就是阴道壁脱垂，后侧就是肛门的问题。有些情况会造成漏便、便秘，或者小便排泄障碍。严重的盆底肌脱垂请去看医生，越早去看医生越好，瑜伽只处理正常的松弛问题。产后不及时锻炼的女性，接受了前列腺某些手术的男性，特别肥胖者，常提重物或是站姿不对的人，都可能盆底肌肉松懈，或者过度牵扯盆底肌肉而使其不再紧致、有力。所以男性也一样，可以做盆底肌的练习。

**盆底肌修复的关键是，我们要让它有弹性。**

盆底肌不止松弛会有问题，紧张也会有问题，好的盆底肌要该松的时候松、该紧的时候紧。太松弛则懈，太紧张容易发生痉挛，反倒更容易懈。所以收、松自如，一定要练到恢复弹性，才是最好的盆底肌修复。

产后妈妈的盆底肌问题到底是松弛还是紧张导致，要看她的盆底肌检测报告，这也是一定要做产后42天检查的原因。要有报告可看，依据具体症状选择相应的练习，不能瞎练。

**盆底肌报告看快肌、慢肌和静息状态3个性能。**

简单来说，可以这样辨认是哪个性能的问题：尿到一半，瞬间能把尿憋住，这是快肌在工作；憋尿可以憋5秒、10秒的过程，这是慢肌在工作；憋了一阵之后能继续顺畅地尿，这是静息状态的放松在工作。这3个正常的性能，盆底肌缺一不可。漏尿或者性交痛可能是快肌或者慢肌性能的问题，也可能是静息状态的肌张力过高的问题。

如果是快肌的问题，可以用会阴收束法，练习快速地收，再慢慢松。慢肌问题，则要收住保持3秒，再松弛保持3秒。如果是静息状态肌张力过高的修复，以上两种练习都需要做。如果没有盆底肌检测报告，或者不确定是哪里的问题，这个练习就收几秒、松几秒，收、松的时间控制在5～10秒就好。

顺产妈妈会阴侧切或者撕裂往往伴随着瘢痕，瘢痕容易让周围的肌肉筋膜紧张，也会导致性交痛。有这种情况的，需要根据个人情况制订方案，医学手段、手法按摩和盆底肌修复的产后瑜伽练习，都可以有所帮助。一般轻微的脱垂或紧张，产后修复瑜伽就可以修复。

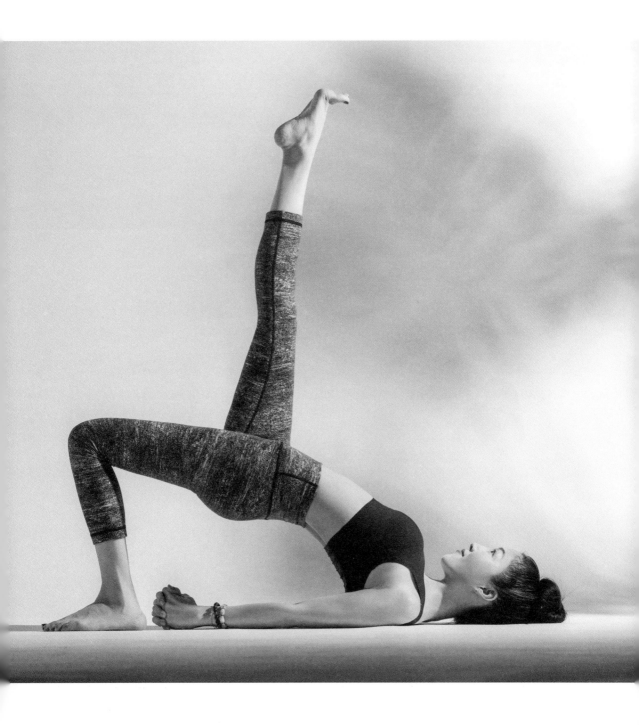

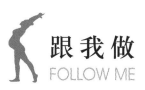

# 跟我做
## FOLLOW ME

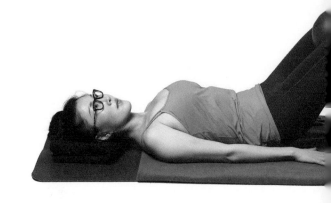

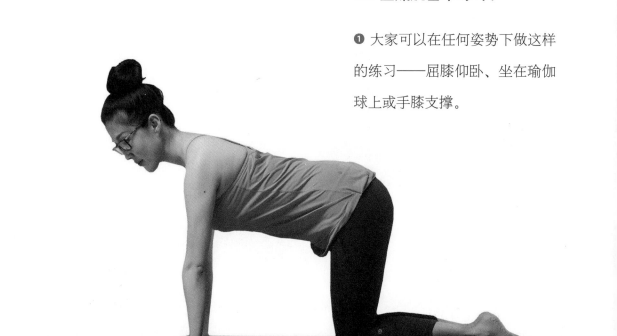

◖◗ **盆底肌基本练习：**

❶ 大家可以在任何姿势下做这样的练习——屈膝仰卧、坐在瑜伽球上或手膝支撑。

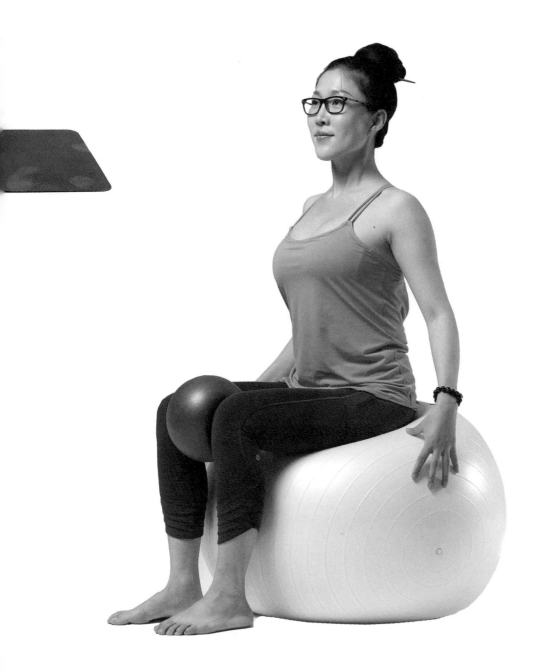

❷ 练习时可以想象骨盆底肌在乘坐电梯，配合吸气准备，呼气，骨盆底肌由下至上依次收紧，吸气时就像电梯下降那样，由上至下逐一放松。

注意：整个过程不要憋气，若找不到感觉，可中途憋尿（截断尿液排出）去找感觉，但切记，找到感觉之后，千万不要在小便时练习，否则容易出现尿路问题

加强：若熟练掌握以上练习方法，则可以加强与呼吸的配合。比如，吸气准备，呼气3秒，逐一向上收紧盆底肌；继续呼气，保持收紧的状态3秒，随之吸气4～5秒的时间，慢慢放松。这是一个回合，若要保证效果，每天30～100个回合，练习到位，会阴区域会微微发酸

## ● 桥式：

❶ 屈膝仰卧，吸气准备，呼气，盆底肌收紧，同时卷尾骨、耻骨上提"找"肚脐，臀部离地，进入"桥一"；吸气，盆底肌放松，同时臀部慢慢放下，坐骨下沉，骶尾部压向地面，腰部微微悬空，创造腰区弧度，重复数次。

❷ 若恶露排净，可以进入"桥二"：在"桥一"基础上继续呼气，脊柱一节节上卷，直到腰椎、胸椎离地，肩与膝盖呈一条直线，此时肋骨下沉，同时腹股沟区域伸展向上，吸气保持，呼气，逐节还原，配合盆底肌的放松，重复数次。

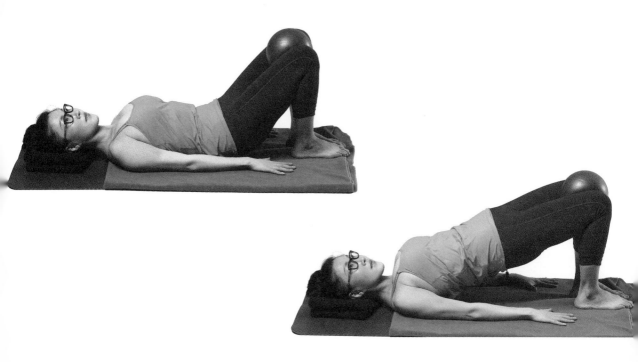

盆底肌的练习，不管男性还是女性，不管是生过孩子还是没有生过孩子的，都可以练，都要守住自己日常亲密生活的底线。

# 骨盆修复

盆底肌修复好了，骨盆平衡、稳定，没有单侧的前旋或者前倾、后倾、侧倾，骨盆正位，周围的力量调动起来，臀胯自然就会变回原来的样子。不用专门去收胯、收骨盆，市面上那些收骨盆的广告很多都是违背医疗原理，极其不科学的。

强行的手法收骨盆有可能会压迫神经，造成极其严重的后果。自古万事，欲速则不达，就像我们做瑜伽一样，有一种熟练叫作"最糟糕的流畅"。就是说做体式时，看起来标准、熟练、流畅，但是如果练习者的注意力、心力都不在身体上，体式的内在力量使用都不对，这就是"最糟糕的流畅"。这种时候，停下来，最好不要做。熟能生巧只是外在，内在的修复只能花笨力气。聪明人肯花笨力气，这是所有真正的成功的秘诀。

产后修复瑜伽有很多很好的帮助收骨盆的体式，认真花力气去做增强肌肉的力量和稳定的练习，骨盆自然就闭合了，大转子进来了，假胯宽自然就消失了，根本不需要用手法"咔咔"往里挤。你自己有控制的能力、有稳定的力量，髋窄腰细才是真正的髋窄腰细。

# 臀部修复

健康基础之上，才能追求好身材。真正的好身材，不是看瘦不瘦，是看曲线。

最考验身材的一条曲线是臀腿曲线，就是臀和大腿交界的曲线。很多号称"身材很好"的人，并没有这条曲线。这就需要臀部塑形。

切记，臀部塑形的练习，一定是在一切内在机能恢复好之后。当产后妈妈们的内核心、腹直肌、盆底肌等内在都修复好了，稳定了，也出月子了，恶露消失了，没有产后性交痛等问题了，才能练习臀部塑形。美臀的练习和深层肌肉力量有关，会带动深层的盆底肌，如果损伤还未修复，就会造成性功能障碍。一般孕产瑜伽、产后修复瑜伽，都是最后一节课才教臀部修复。

另外，臀部练习还要会休息、会放松。臀部训练非常容易引起深层的盆底肌紧张，造成肌张力过高的现象，妈妈们每次练习的时候一定要根据自己的情况，需要休息就休息，不可勉强。

臀部练习可以提高臀线，调整左右臀线至一致，结实臀部肌肉，翘臀瘦臀。所有产后的臀部练习，只教给大家方法，不代表每个人都要做到或做完。做臀部练习累了就要适当地休息，一定要在自己身体的全部机能都恢复健康后再做。妈妈们只要乐意、坚持，产褥期后每天做一次，产后半年后早晚做一次，一年半载之后，就会拥有很饱满、健康、漂亮的臀部曲线。

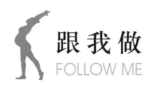

# 跟我做
## FOLLOW ME

### ⬤ 激活臀大肌：

俯卧，双肩放松不耸肩，手肘重叠放在额头下方，腹部内收，一条腿直腿抬高，辅导人员一手放于练习者臀部上方（臀大肌位置），一手放于小腿肚，向下对抗；吸气，腿向上抬高，呼气，臀肌发力对抗的同时落地，动态练习双腿各10组。

注意：哺乳期妈妈腹部下方垫毛毯，不要压迫胸部

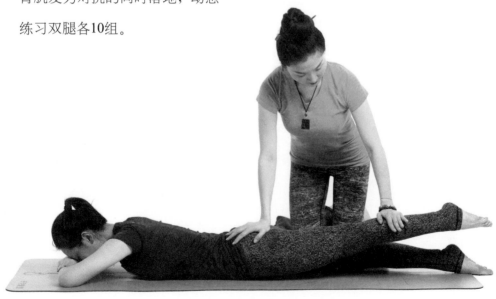

## ● 激活臀中小肌：

屈膝侧卧，后背、脚踝、臀部在一条直线上，辅导人员一手放在练习者臀部斜外侧（臀中肌位置），另一手放膝盖外侧，微微对抗；吸气，保持双脚并拢，上方膝盖抬高，呼气，手膝对抗的同时把膝盖还原，动态重复10次。

**注意：** 双脚脚跟叠在一起，腹部内收，膝盖抬高时不要掀髋，始终保持骨盆稳定

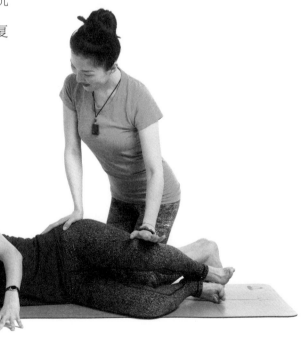

### ◖◗ 侧躺式臀中肌练习：

❶ 侧躺屈膝，头下垫砖（或小
枕头），颈部放松，后脑勺、后
背、脚踝、臀部在一条直线上。

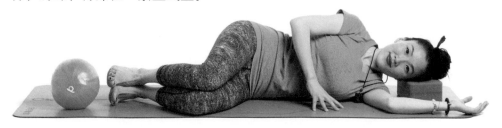

❷ 保持腹部肋骨内收，呼气，膝
盖外展找向天空，吸气落，动态
练习10组。

注意：收住腹部，骨盆稳定，
　　　前侧手指轻触地

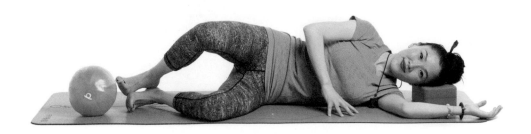

❸ 放松体式，屈膝到腹部上方，手指抱住膝盖，伸展一下臀部肌肉。

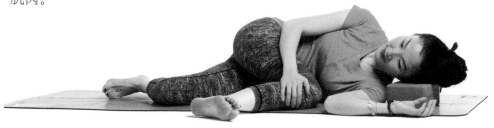

❹ 伸展画圈，解开手肘放在原来的位置，足跟顺膝盖方向蹬出去，腿抬高平行于垫面，或者与骨盆一样高，脚尖回勾，自然呼吸，臀肌发力，带动脚后跟向后、向外画10个碗口大小的圆。

注意：收住肋骨，收住腹部，翘一点点臀创造出腰部曲线，自然呼吸

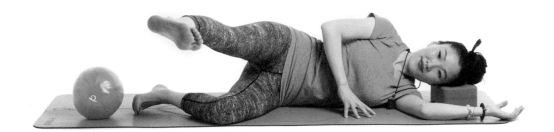

❺ 前后伸展，屈膝到腹部，大小腿尽力平行于地面，膝关节不内扣。

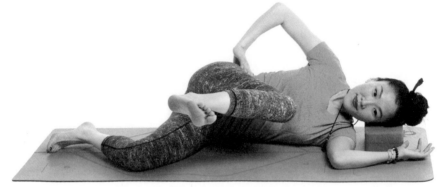

注意：收住腹部，骨盆始终稳定

❻ 呼气，脚向后蹬出去，吸气，膝盖完全向前，腹肌发力收回来，动态练习10组。

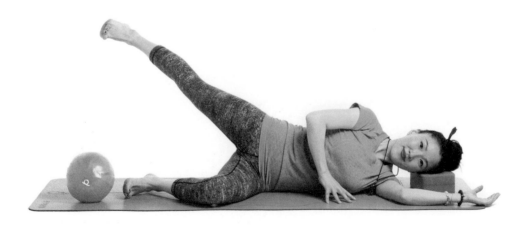

❼ 后侧画圈，脚趾回勾，足跟向后伸展，臀肌发力带左腿画10个碗口大小的圆，动态练习10组。

❽ 水平抬起，画圈，上方腿伸直，脚后跟、臀、背呈一条直线；吸气，水平抬起略高于臀部，呼气，向下接近地面，动态重复10次；最后一次吸气，抬高后自然呼吸，保持3～5次呼吸的时间。

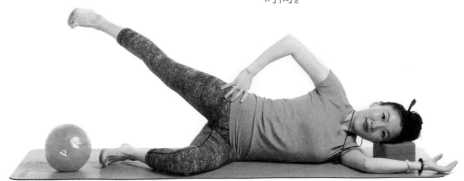

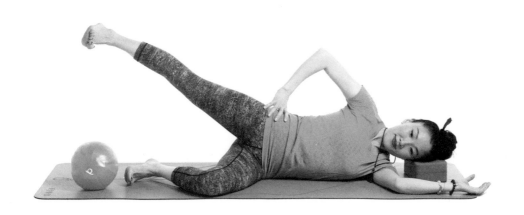

## ⬤ 跪式臀肌练习：

❶ 四脚板凳式准备，双膝打开与骨盆同宽，双臂打开与肩同宽，十指大张，手腕在肩膀的正下方，肘窝相对，肩膀远离双耳，后脑勺、后背、臀部呈一条直线，脚趾回勾压向地面。

> **注意**：不要塌腰驼背，掌根不要过度承重，整个手指、手掌平铺于地面

❷ 若手腕不舒服，则屈肘，小臂贴地，肘关节在肩膀的正下方或稍向前一些，膝盖在骨盆的下方，双脚回勾，脚掌用力踩住地面，脚后跟指向天花板，脊柱延展。

> **注意**：内核心始终稳定，肚脐内收，微收下颌

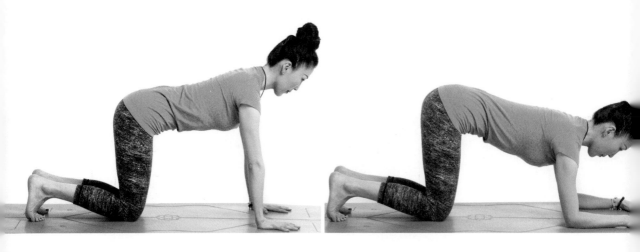

❸ **臀大肌练习** 重心稳定，保持大小腿始终呈90°，右膝右脚离开地面，脚心指向天花板，保持腹部内收；呼气，保持骨盆稳定，臀部带动右大腿向上抬起，吸气还原，动态练习10组，可做3~5组。

**注意：** 骨盆始终稳定，不要掀髋，小臂或双手压实地面，不要耸肩

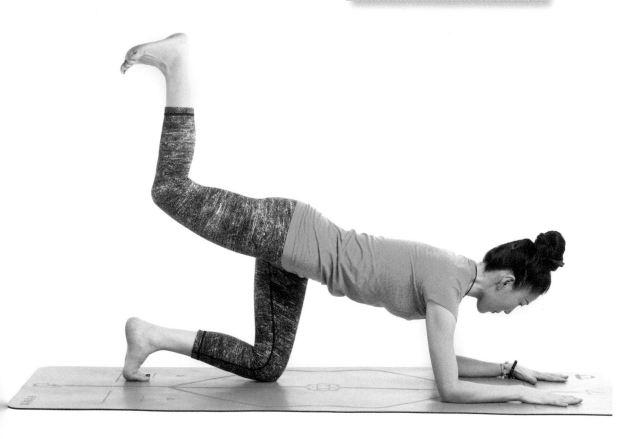

❹ **臀中肌练习**　四脚板凳式准备，大小腿呈90°，呼气，臀部带动右膝水平外展，吸气，还原，动态练习，10次为一个回合，做3～5个回合。

> **注意**：骨盆稳定，脚趾回勾，收肋骨，小腹上提，大小腿呈90°，大腿与上身的角度呈90°

❺ 宽婴儿式放松，膝盖打开，脚背触地，翘一点儿臀，脊柱带动身体往后，推臀落于足跟，背部放松，手臂放松，额头触地，调整呼吸。

> **注意**：保持脊柱延展，不要压迫胸部

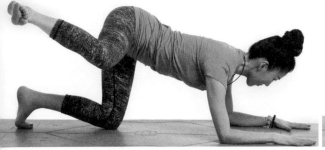
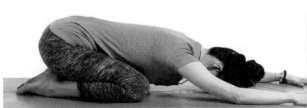

## ● 站式臀肌练习：

❶ 四脚板凳式准备，双手压住垫面。

❷ 坐骨向后退，膝盖离开垫面，肩膀向下压，双脚推坐骨向后上方打开，进入下犬式。

> **注意**：背部延展

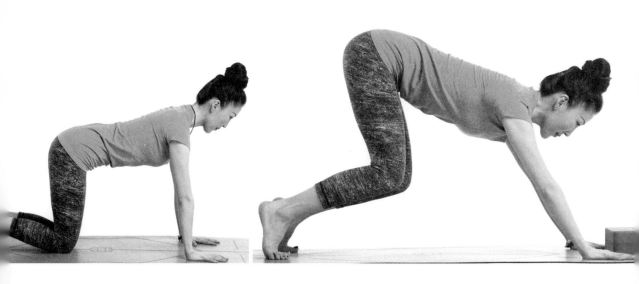

❸ **下犬式** 把坐骨推到最高端，脚后跟抬高往上推，屈膝，脚后跟再次推向臀部，把坐骨向上打开。

> **注意：** 保持脊柱始终延展，不驼背

❹ **交替屈膝** 呼气，屈右膝向前，右大腿找向腹部，左脚脚后跟找向垫面，吸气，双膝伸直，呼气，反方向交替练习，重复3～5个回合。

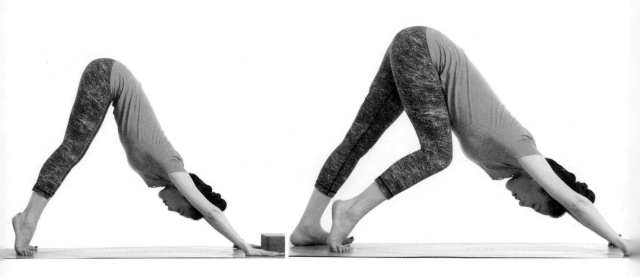

❺ **站式前屈式** 下犬式微微屈膝，抬头向前看，双手向后移动，直到重心在双脚上，双手在肩膀的正下方，保持脊柱延展，如果驼背的话双手下可以放砖。

❻ 用臀肌发力带动腿部，直腿抬，直腿落，左右交替抬腿，动态练习10组。

**注意：** 保持胸口上提，脊柱延展，坐骨带动腿向上

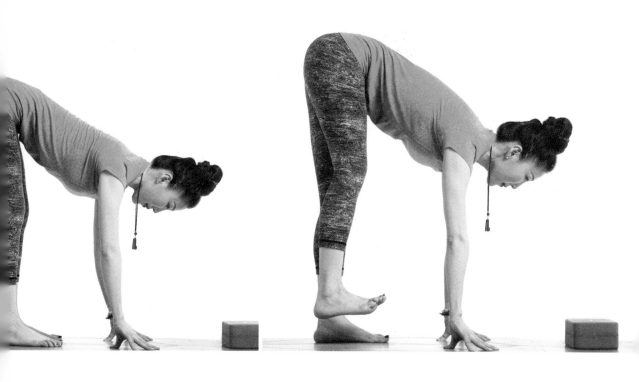

**❼ 山式** 脚趾指向前方，双脚扎根大地，微屈膝，耻骨上提，坐骨下沉，肋骨内收，胸口上提，双肩外旋下沉，双手用力找向垫面。吸气，脊柱带身体向上，呼气，肋骨内收，小腹收住向上。

**注意：** 双脚均匀扎实地站在地上，膝窝柔软，骨盆稳定，腹部内收，肩膀下沉

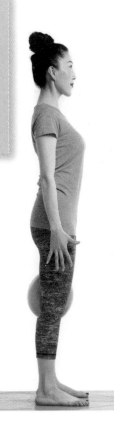

**❽ 幻椅式** 双脚打开与肩同宽，脚趾指向正前方，双膝内侧可夹小球，双手扶髋，呼气，屈髋向后，屈膝向前，膝盖在脚踝或脚掌的正上方并对准第二脚趾，上身前倾，自然呼吸，保持，呼气，手臂提前，向上指向头顶的方向，吸气还原，保持屈膝屈髋，动态练习10组。

**注意：** 骨盆稳定，脊柱延展

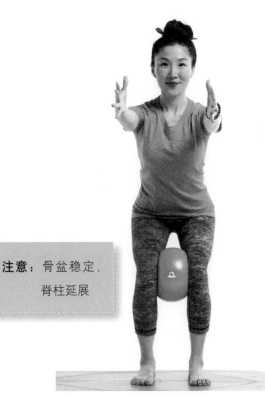

❾ **起跑式** 山式站姿，双手扶髋，保持骨盆稳定，屈双膝，膝盖在脚踝的正上方，保持脊柱延展，进入幻椅式。

❿ 右脚向后退一小步，脚尖轻触垫面。

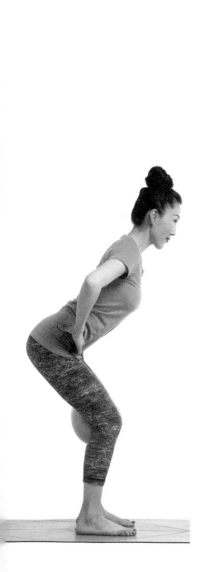

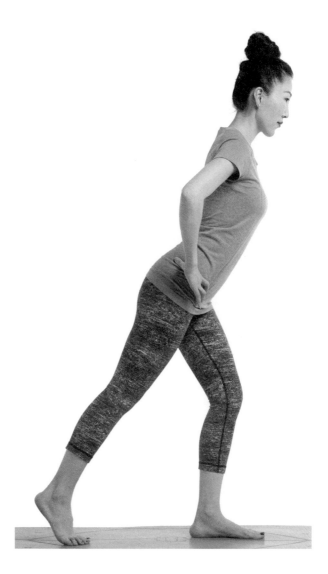

⓫ 手臂自然垂落。

⓬ 自然呼吸，保持脊柱延展，肋
骨内收，不要耸肩，呼气时发出
"xu"的声音，同时手臂体前抬
起指向头顶的方向，吸气，体前
还原，动态练习10组。

**注意**：重心在前侧脚上，左右
侧重复练习

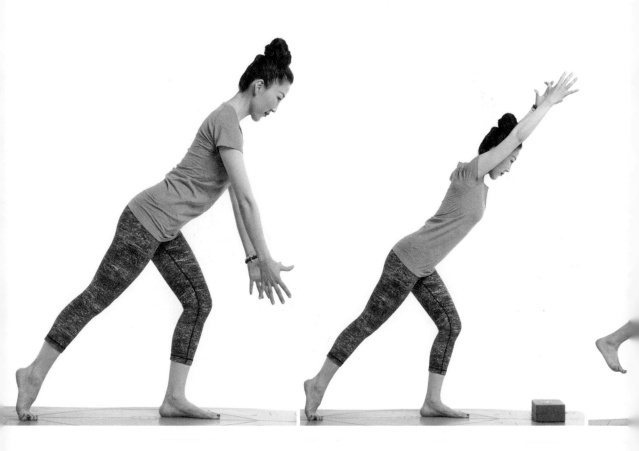

## 加强版

后侧脚离开地面，左右侧重复
练习。

> **注意：** 身体始终保持稳定，手
> 臂、背部、臀部在同一
> 条直线上，支撑腿的膝
> 盖保持微微弯曲

## 最终版

**战士三式** 一脚支撑，上身前
倾，另一脚离地，膝关节伸展，
双手可扶髋，或提前打开在脊柱
的延长线上，保持5～8次呼吸，
再反方向练习。

> **注意：** 保持自然呼吸，脚后
> 跟、臀部、肩、后脑勺
> 呈一条斜线

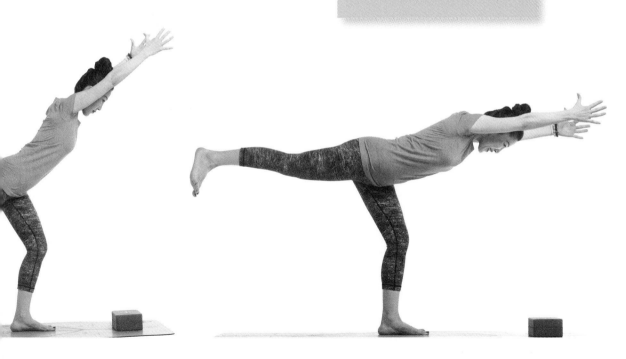

❸ **山式髋部脉动**  山式微屈膝，
手扶髋部，吸气，脊柱拉长，呼
气，耻骨、肚脐、胸口上提，同
时臀部收缩往前顶，吸气回正，
动态练习10～20组。

> **注意：**臀大肌的收紧可以维持
> 骨盆的后倾

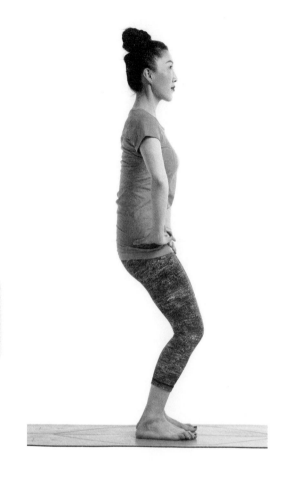

·王 昕 说·
WANG XIN SAYS

　　追求永恒之美，可以积极一些，这个世界总是
善待那些行动力强的人，在健康之外，说不定它会
还你一个美臀。

# 美胸计划

世界上最贵的"房子"，就是乳房，它们代表着一个女人的生命、青春和力量。乳房塑造出女性的完美曲线，在青春期发育后，女性乳房便呈半球状隆起，可是，乳房也偏偏是我们女性同胞的多事之"丘"。

怀孕和哺乳，可以说是乳房保养和保健的大好时机。你有两座世界上最贵的"房子"啊，你要保护好它们的健康。

## 母乳喂养有益胸部保养

我是一名坚持且倡导纯母乳喂养的妈妈，因为母乳喂养的好处非常多，第一个受益且最大的受益者，就是妈妈自己。

女性在怀孕、哺乳期间，体内孕激素分泌比较充足，可以有效地保护和修复乳腺，减少乳腺增生和其他乳腺疾病的发病率，还可以减少患乳腺癌和卵巢癌的危险。分娩后，只要哺乳方法合理、姿势正确，不但不会影响乳房的美观，反而更利于乳房健康。乳汁的分泌会消耗怀孕期间身体积蓄的脂肪，有助于产后身材恢复。宝宝吃奶的劲儿会让妈妈调动内核心，让子宫收缩，有助于子宫修复。同时，哺乳期间正是胸部保养、调节大小胸的最佳时期。

母乳喂养对宝宝同样大有好处。生孩子，是我们人生当中一次非常珍贵的体验，母乳喂养增加宝宝和妈妈的抚触，不仅增强亲子关系、情感上的连接，更能让宝宝吸收到更多的营养。母乳是孩子生命成长中最重要的营养供应，世界顶级医学期刊《柳叶刀》刊登研究显示，改善母乳喂养行为每年可挽救82万人的生命，其中87%是6个月以下婴儿。

哺乳是女性乳房最基本的生理功能。对于刚刚出生的婴儿来说，母亲的乳房就是他的天然粮仓。世界卫生组织建议，婴儿应该在出生后即时（1小时之内）进行母乳喂养，并在6个月内进行纯母乳喂养，不添加水及其他液体和固体食物。女性，只要不是有先天疾病或者乳房发育不良，产后2～3天，乳房会增大，变得坚实，局部温度增高，开始有乳汁分泌。每个妈妈都有可以纯母乳喂养的条件和便利。

然而我国的纯母乳喂养率非常低。国家疾控中心所做的2013年营养与慢性病调查的监测数据显示，中国6个月纯母乳喂养率仅20.8%。为什么？

我家两个孩子都是坚持用纯母乳喂养的，我知道在我们国家，纯母乳喂养有些不容易。

第一，出于各种原因，干预、影响你的人太多了。产后需要开奶，很多人都是产后3天奶水才来，这个开始就困难重重。

我喂老大漠漠的时候，产后3天奶水才来。在奶水还没来的那几天里，我的妈妈、婆婆、亲戚，月子中心的医生、护士，都在干预我。还没下奶，孩子哭，我在等，她们来了就问："怎么还没下奶？"婆婆妈妈、亲戚朋友就会建议给孩子喂点儿粥、水、米糊吃，医生、护士来查房就会说加配方奶吧。也常常听上课的学员说，有无知又过分的家人会当着你的面，或者背地里说："这么小的胸，只有一层皮似的，怕是没啥奶！"周围太多的絮絮叨叨，你可能就会觉得你这层皮下真的没啥奶。

产后妈妈们本来就在激素和情绪的压力中，被这么一说，就更有压力了。不管之前你有多少专业的知识储备，你可能都会焦虑烦躁了："不管了！加配方奶吧！加点儿水吧！"一旦加了任何一种，就很难再进行纯母乳喂养了。

母乳喂养，是你和孩子两个人之间的事情，跟你的婆婆、妈妈没有关系，跟你的七大姑八大姨也没有关系；有没有奶水，和胸大胸小也没有一点儿关系。我当时坚决拒绝任何人的好意，坚持什么都不加！我也不想被絮叨，就让婆婆、妈妈都回家，月子里亲戚朋友尽量不要来看我，只留下我老公陪我。他坚定地支持我，完全地相信我，我才能坚持3天，让孩子边哭边吮吸，直到奶水来。有些妈妈开奶容易，生完就有奶水；有些妈妈需要时间和孩子的哭声、吮吸刺激才能下奶，所以听到孩子哭，心态一定要好。

刚刚出生的新生儿，胃只有手指甲盖或者玻璃弹珠那么大，前3天不吃，也是饿不坏的。他胃里还有很多妈妈的羊水、营养物质，不用担心。本来产后第七天，他的胃才长得跟乒乓球一样大，如果人工过早干预，早早喂了水或者配方奶，孩子吃饱是不哭了，但同时，他吃饱了就不需要嘬妈妈的乳头了，不哭、不用吃奶的劲儿嘬乳头，奶是下不来的。产后要顺畅产奶，靠的是孩子强有力的吮吸，把你的乳腺导管嘬通，才能产生母乳。还有，水和配方奶如果过早撑大了婴儿的胃，就算妈妈奶水来了，一时半会儿满足不了他的需求，还是得靠水或配方奶。乳腺导管在开始的时候是细丝似的，需要孩子的哭声和嘬的刺激，慢慢变粗，这需要过程和时间。

第二，好不容易有奶水了，可以纯母乳喂养了，但是要坚持半年纯母乳喂养，太难了！

24小时人肉粮仓，37℃的温暖母爱，对产假不足，每天都要像打仗一样快节奏生活、工作的职场妈妈来说，要至少坚持半年，太难了！即使是家庭主妇、全职妈妈，如果只有她一个人，既要保证自己的奶水充足，又要看好宝宝，也很难顾得过来。而全家总动员的，第一个宝贝孩子，各种意见想法常常互相冲撞，很难只坚持一个科学的观念……时间、精力、智力、耐力，对每一位哺乳妈妈、"背奶"妈妈来说，就是至少持续半年的战斗，我们都欠她们一份敬意。

第三，错误的认知导致的。

很多妈妈不愿意纯母乳喂养，因为她们更注重自己的体形美，她们担心母乳喂养会让胸部不再丰润坚挺、结实饱满，哺乳后乳房会变得松弛、下垂，影响美观，甚至有些女孩因此有不愿意生孩子的念头。这种担心完全没有必要！这是不正确的观念和信息。科学、正确的母乳喂养对母子皆好，相反，产后不进行母乳喂养，腺体暴露在孕激素作用下的时间短，反而容易导致妈妈内分泌失衡，影响乳房修复，增加患乳腺疾病的风险。

# 哺乳期应注意的问题

哺乳期的妈妈一定要保持心情愉悦。《千金妙方》说"毒乳杀儿"，毒乳就是指暴怒后分泌的奶。

如果生气暴怒了，生气后的奶不要喂孩子，挤掉，给他喝冷冻好的奶或者加配方奶。当然，尽可能保持不生气，生气牵扯肝经——肝胆经都走乳房，生完气后几乎都会得乳腺炎。乳房是有记忆的，你得了一次乳腺炎，天气稍微不好、你稍微生点儿气就又容易得乳腺炎，更困扰自己。

母乳喂养期间要穿合适的、没有钢托的哺乳内衣。胀奶的时候，不要憋着，一定要及时排空乳房。不及时处理胀奶，会导致乳腺问题和胸下垂。

万一胀奶得乳腺炎了，怎么办？

冷敷。用冷毛巾或者毛巾包着冰块敷，这样可以缓解乳腺炎的疼痛，让奶稍微变少，好排出来。另外，圆白菜和土豆也是非常好的镇痛、收敛、消炎的蔬菜。可以把圆白菜、土豆放到冰箱冷藏室里冻着，需要时，剥下来一片或切成片敷在胸上消炎。消炎就是要用圆白菜和土豆，不要问我白菜行不行、黄瓜片行不行——不行啊！

妈妈如果得了乳腺炎，首选药是蒲公英颗粒，买无糖的，每隔6小时喝2～4包。脾胃比较虚的妈妈，可能会导致孩子拉稀，拉几次就没事了。这时候的母乳可以增强孩子的免疫力。大部分人一得乳腺炎就不喂奶了，不喂奶胸就越来越胀，越来越胀就会导致乳腺炎更严重，恶性循环。吃药调整就好了，不影响喂奶，不用担心。

# 哺乳期的大小胸调理

哺乳期是调理大小胸的最好时期。

你们见过哺乳期的妈妈，胸一个A杯、一个D杯的吗？有些哺乳期的妈妈就是这么夸张，因为不正确的喂奶法导致严重的大小胸。

大小胸问题一定要在哺乳期调理，过了哺乳期，再怎么调，效果都微乎其微。因为瑜伽不过是辅助，主要还是靠喂奶习惯。奶水是越刺激越多的，奶水储量多了，小胸就会变大胸。

如果妈妈大小胸，每次喂奶的时候，先从小的那边开始喂起。比如，喂完小的，宝宝就吃饱了，那用小的喂了15分钟，用大的那边只需要再吸奶5～6分钟即可。如果奶没有那么多，孩子需要左右两个都吃才能饱，如果小的吃了15分钟，大的也吃了15分钟才饱，吃饱之后，再用手或吸奶器额外吸小的那边10～15分钟。每一次，都是从小胸开始刺激，额外刺激小胸，尽可能不刺激大胸，这是最重要的。其次，才是做产后瑜伽。

产后瑜伽可以帮助刺激乳房上的经络，促进乳房的发育和乳汁的分泌，增加母乳喂养的实现率。它也可以帮助产后妈妈舒缓情绪和压力，锻炼过程温和，结束后喝一大杯温热的水，也不影响母乳喂养。科学合理的运动，不管对新手妈妈还是宝宝都是非常有益的。

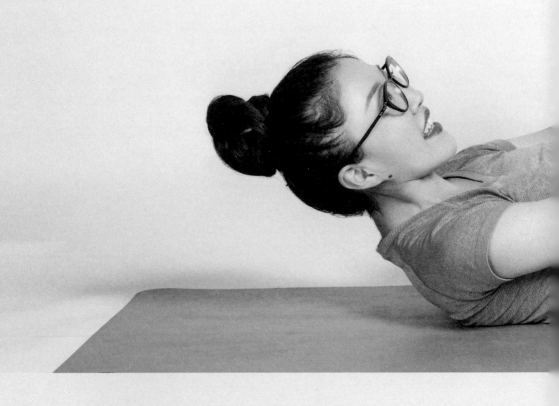

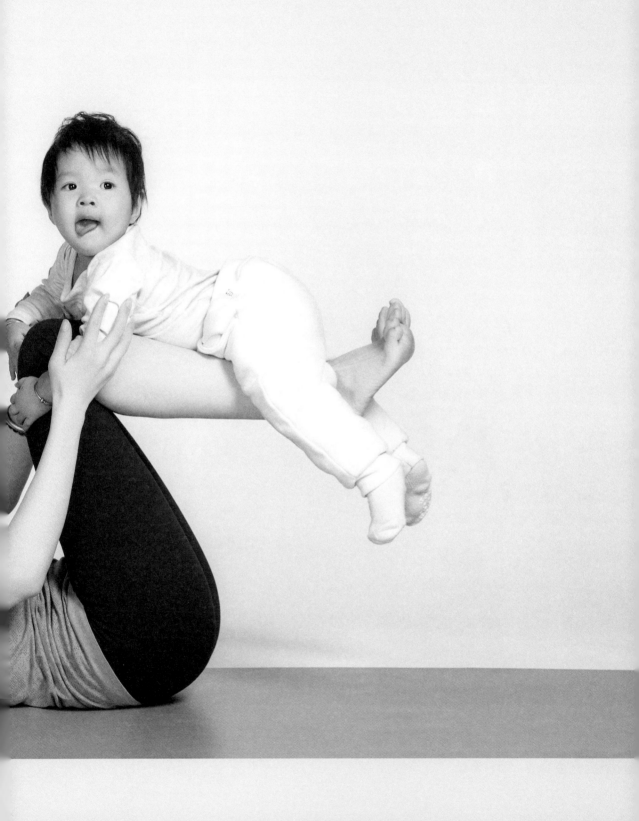

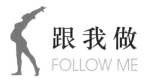

# 跟我做
## FOLLOW ME

### ⬤ 胸部调整体式：

❶ 金刚跪坐准备，双脚、双膝并拢，臀部坐在脚后跟上，如果感觉膝踝有压力就在臀部下方加个小球，保持后背直立，后脑勺在后背的延长线上。

❷ **背部肌肉调动** 双手于背后夹球，金刚跪坐基础上，双手在后背，双手手腕手掌区域夹球（避免手指抓球），肩膀远离双耳，吸气，脊柱延展，沉肩向下，呼气，背部带动手臂向内夹球，吸气不动，呼气重复夹球，重复3~5次呼吸。

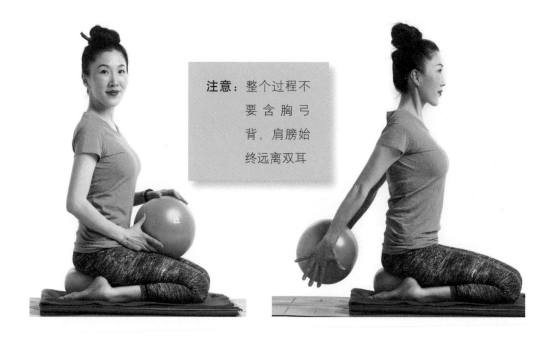

**注意：**整个过程不要含胸弓背，肩膀始终远离双耳

❸ **体前夹球胸部整体提拉**　金刚跪坐基础上，双手体前夹球，注意肩膀远离双耳，脊柱伸展，手腕、手掌、手指夹球，吸气时不动，呼气时用胸部的力量带动手臂把小球向内夹紧，把球夹扁，可以重复3～5次呼吸。

**注意**：练习过程中保持胸部发力，不要挺肚子，始终保持腹部内收

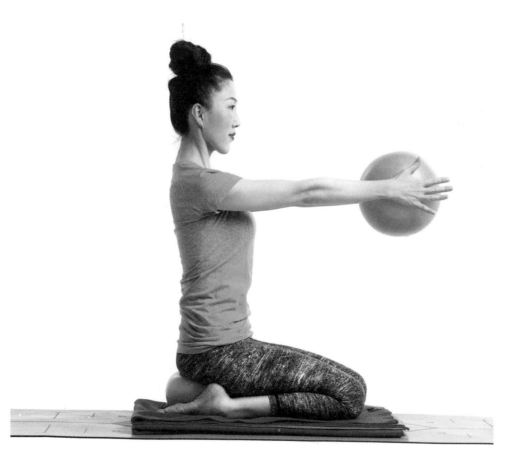

## 加强版

吸气时不动，呼气时夹球向上举。

## 最终版

尝试双手垂直于地面，如果肩膀有压力的可以在体前保持停留3~5次呼吸，提拉整个胸部，呼气时还原。

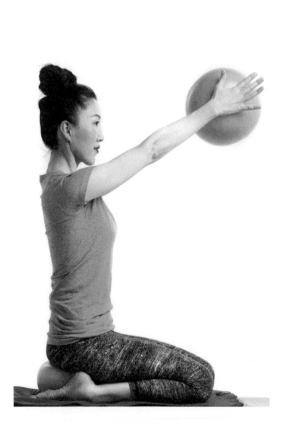

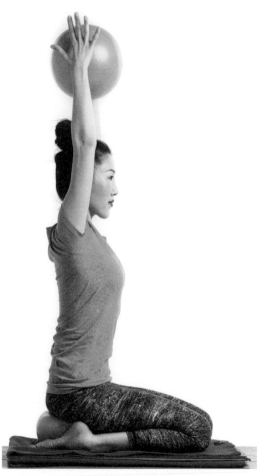

❹ **调整胸中缝** 金刚跪坐，屈肘，大小臂保持90°，肘关节夹球或者球在肘关节和大小臂之间，吸气，脊柱延展，呼气，胸骨周围的肌肉带动双臂向中央夹球，静态保持3组呼吸。

## 加强版

呼气，夹球向上到自己可以接受的范围，停留3～5次呼吸之后还原，整个过程不要耸肩。

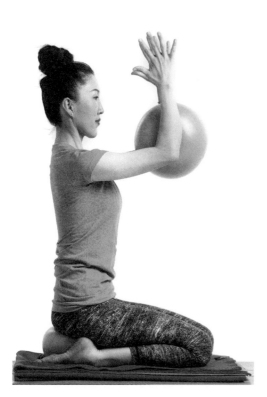
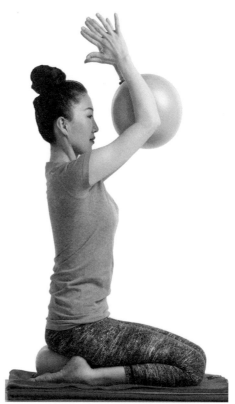

❺ **调整大小胸**　保持金刚跪坐，肩膀外旋下沉，双手体前夹球，吸气准备，呼气，双手向中间夹的同时肩膀不动，胸部带动手臂旋转，让一手在下一手在上，整个过程肩膀不要一高一低。

❻ 吸气还原，呼气，反方向重复。如果是为了调整大小胸就两侧都做，如果已经出现大小胸就多做胸小的那侧，让胸小侧手臂在下。

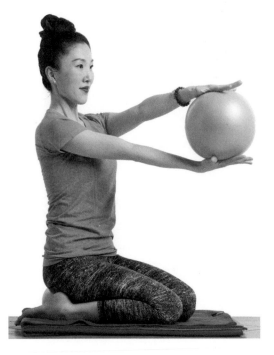
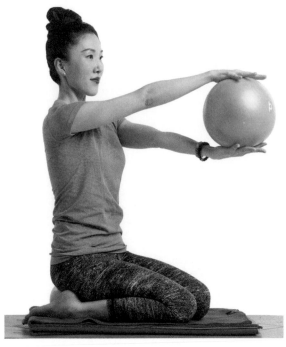

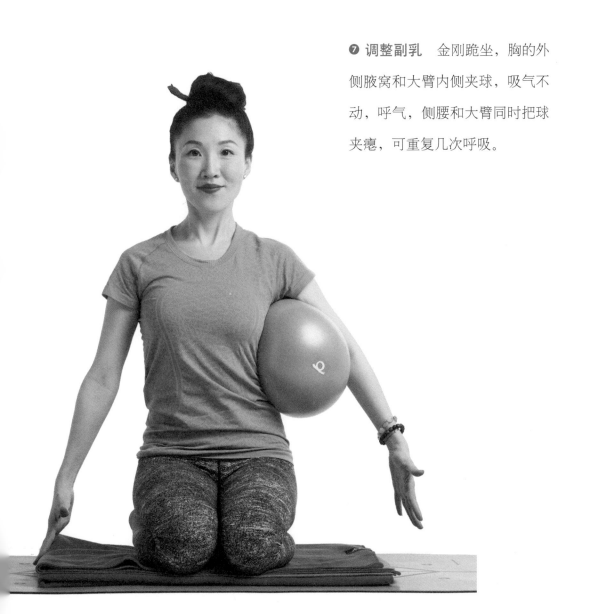

❼ **调整副乳**　金刚跪坐，胸的外侧腋窝和大臂内侧夹球，吸气不动，呼气，侧腰和大臂同时把球夹瘪，可重复几次呼吸。

## 加强版

❶ 吸气，一侧手臂抬高。

❷ 呼气，向夹球的一侧伸展，一侧乳房调动肌肉力量，另一侧乳房伸展去达到更好效果，吸气回正，呼气还原。

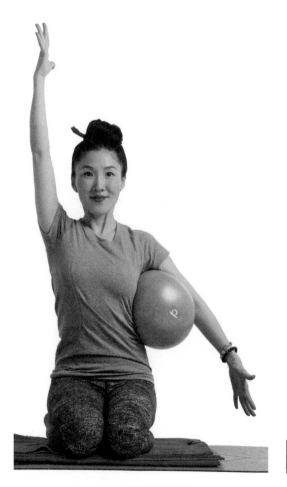
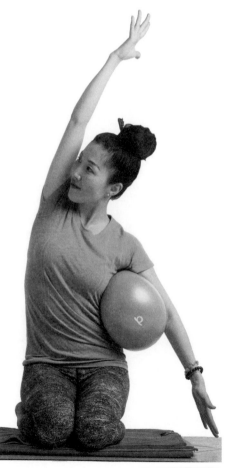

❸ 还原动作，吸气双手举过头顶，延展脊柱。

❹ 呼气，放松回正。

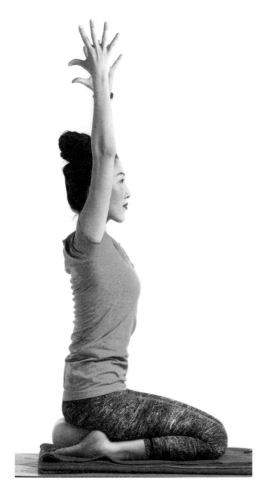

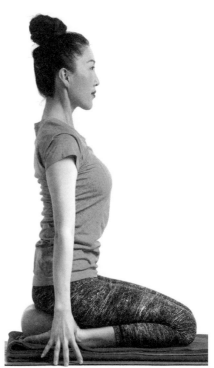

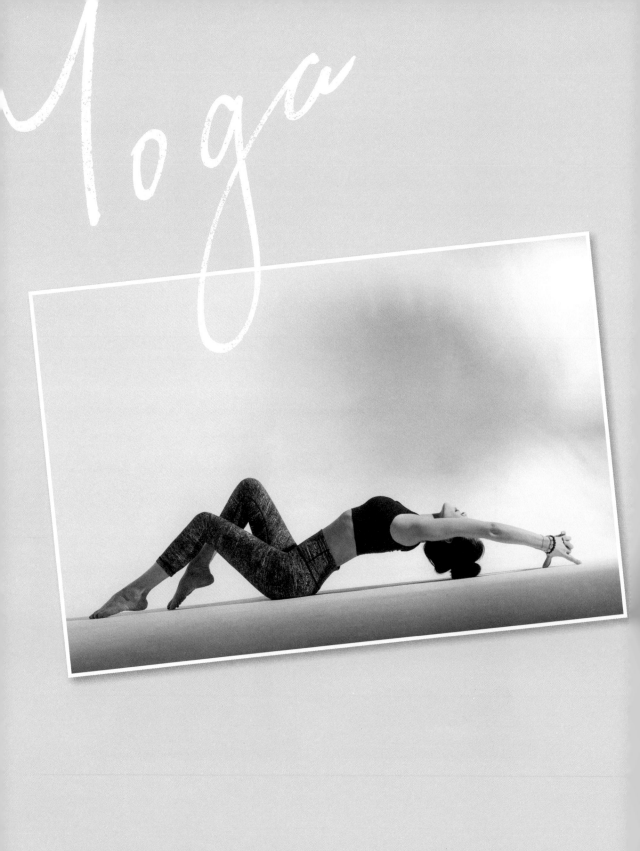

Yoga

# 3

CHAPTER

## 一定要考虑的
## 问题

# 母乳喂养

母乳喂养是与宝宝的蜜月期，这期间有很多细碎的知识需要妈妈学习掌握。没有生来就完美的妈妈，需要我们为了做完美辣妈而积极做出努力。

早接触、早吮吸、多吮吸，孩子的哭声和吮吸刺激会让产后妈妈分泌乳汁，但开奶总归有个体差异，也需要几天的时间。一般医院都会在孩子出生后带孩子去洗澡和游泳，但如果妈妈的奶水还没有下来，个人建议不要让孩子去洗澡和游泳。洗澡过多，会破坏新生儿表皮的一些保护，孩子反倒容易皮肤敏感或者过敏。游泳锻炼肺活量，让孩子胃口变得很好，运动完胃口大开吃得多，妈妈又没有奶，不得已只能喂配方奶，一旦加了配方奶，纯母乳喂养的概率就会降低。

# 如何实现纯母乳喂养

要想实现纯母乳喂养、提高纯母乳喂养率，我们应该从以下几方面着手。

第一，开奶很重要：早接触、早吮吸、早喂奶。

孩子出生后，最好马上就能让他接触到妈妈的乳头，建立第一步的吮吸。孩子是有吮吸反射的，要早吮吸、勤吮吸，让孩子亲自吃、妈妈亲自喂，而不是用手挤或者用吸奶器吸。

在奶水没有出来之前，不要着急加配方奶或者给孩子喂其他食物。正常情况下，健康足月出生的孩子，在出生后3天内，即使摄入的母乳还不充分，也不会对其身体造成损伤。一般只要有过胸胀的感觉，没有先天的乳腺疾病，妈妈都有能力产奶。

第二，虽然孩子的需求和妈妈

## 给新手妈妈的TIPS

健康足月生的孩子，不加配方奶；如果是巨大儿、低体重儿或其他高危的孩子，一切遵医嘱，需要加配方奶就加。喂奶时不要用滴管，不要让他张口直接滴进去，也不要用橡胶奶嘴，避免他形成依赖。可以将奶放在杯子里，托着杯沿儿递到孩子嘴边，让他自己吸，学会用力吸杯子里的奶。如果孩子只需要张嘴，奶就能进到肚子里的话，他就不会嘬，孩子不会使劲儿嘬，你有奶也下不来。一般有奶产不下来，除了饮食和情绪的原因外，一种情况是妈妈患乳腺炎，还有一种就是乳头混淆导致的。乳房是很聪明的，它自己会根据供需形成一个循环，越嘬越有，而只嘬一点点，它就知道不需要这么多奶，就不会产很多了。

的奶产量之间可以形成自己的良性循环，但母乳喂养依然需要很多外在支持。家人的支持是第一位的。

母乳喂养虽然天经地义，但是很多人把它当成理所应当，轻视、忽略妈妈身心疲惫的艰苦付出，让照看孩子成了妈妈自己的私事，孤独无援、力不从心使得很多妈妈放弃了纯母乳喂养。

在此特别想跟全天下的老公说：要让宝宝健康，首先得让你老婆开心！家人的支持，尤其是老公的帮忙和支持，是非常重要的。身边人在情感上的抚慰和实际行动上的帮助，是哺乳妈妈最渴望的鼓励和支持。可能一句满含心疼的"辛苦了"，抱着吃饱的孩子帮忙拍奶嗝或者帮孩子换尿布，就能让常常乳腺堵成硬石头般痛、极度缺乏睡眠又不能睡的妈妈得到莫大的安慰。妈妈心情愉悦，奶水自然好，奶水好，宝宝就好。

如果产假休息不够，家人的帮助和支持又少，母乳喂养的重担妈妈扛不过来，产后抑郁、没奶都是有可能的。发达国家都在强调丈夫对妻子和新生儿的陪护作用，我国的政策也在持续支持、改进中。

第三，母乳喂养不仅仅是一个妈妈、一个家庭的私事，还是关系到一个国家未来的公共大事，每一个人都不应该冷漠旁观。

我们在社会新闻上常看到某些人对于"公众场合哺乳"的质疑，却少有人呼吁社会大环境要对哺乳妈妈给予更多的支持，提供更便利的环境。

现在，机场、高铁和少数高档商场里，母婴室干净卫生、设施齐备、符合标准，但是大多数的公共场合仍然很少有能让妈妈安心哺乳的地方。这是全社会要去科学、理性解决的问题。

对那些不得不在公众场合哺乳的妈妈，如果做不到善意地为她们遮挡，那就扭头不看、忽略她们的尴尬，也是我们对她们最大的尊重和支持，请不要过分苛责她们。

## 正确的母乳喂养方式

正确的哺乳姿势是，妈妈保持脊柱立直，孩子枕在其胳膊肘上，鼻尖离乳头一个手指的距离，避免影响到孩子的呼吸。妈妈的手呈"C"字压住乳晕，让乳头去碰孩子的嘴唇，把乳头和大部分的乳晕塞进去，让孩子包住一起吮吸。乳晕是乳汁的仓库，而不是乳头，只嘬乳头是产不了奶的，一定要包裹大部分的乳晕，当然前提是乳晕大小正常，乳晕太大的就不要全塞了。

孩子够不着时，妈妈可将胳膊下面垫高，或者脚下垫东西将腿抬高，记住，一定是让孩子找你，而不是你含胸驼背地找他。含胸驼背地哺乳就会造成胸下垂、腰痛、骶髂关节疼痛。产后很多东西不一定要买，但哺乳枕一定要买，因为很实用。

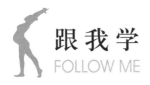

# 跟我学
## FOLLOW ME

**● 坐立哺乳姿势：**

坐地或坐床哺乳时，盘坐，保持脊柱伸展，妈妈膝盖上放合适的辅助工具，可用枕头或哺乳枕代替，让宝宝跟妈妈腹贴腹，胸贴胸，妈妈全身放松，孩子可以看到妈妈的面部。

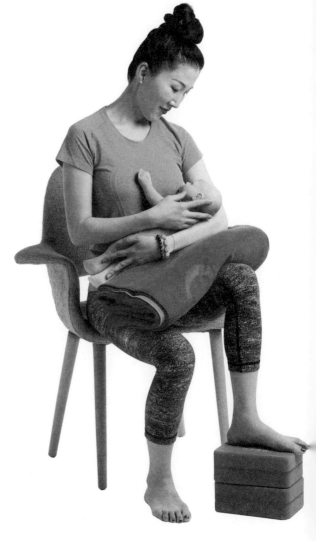

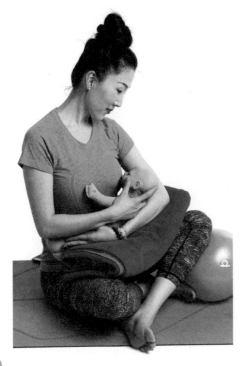

坐椅子上哺乳时，妈妈可在宝宝头部那一侧脚踩小脚凳或砖，宝宝和妈妈大腿之间可放枕头或哺乳枕支托。

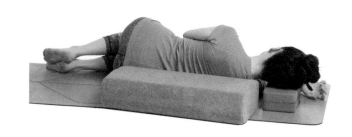

**● 侧卧哺乳姿势：**

妈妈的身体可以微微向前倾，臀、背、后脑勺在一条线上，妈妈和宝宝腹贴腹，胸贴胸，宝宝下颌贴乳房，鼻子和乳晕大概一个手指的距离，让妈妈身体舒服，孩子可以毫不费力地找到妈妈的乳头。

在妈妈后背的位置放一个抱枕，给腰椎足够多的支撑，这样就不会出现腰痛。

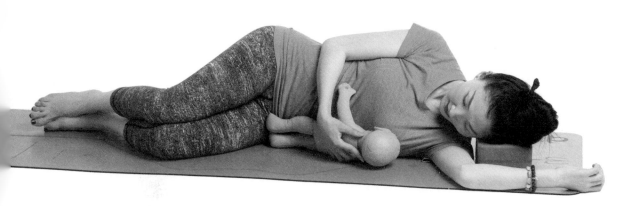

## ● 仰卧哺乳姿势：

屈膝仰卧位哺乳时，妈妈可以靠在一个高高的枕头上，宝宝直接趴在妈妈怀里，在重力的作用下，宝宝自然放松，趴在妈妈的乳头上，让妈妈的乳房也没有压迫，对腰背不舒服的妈妈有益处。

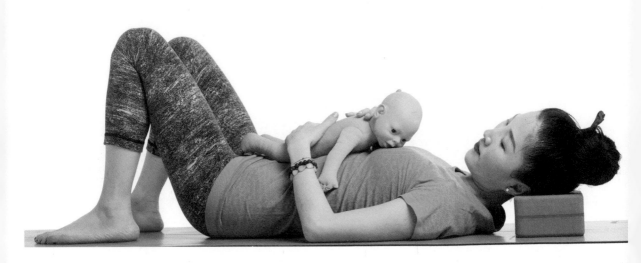

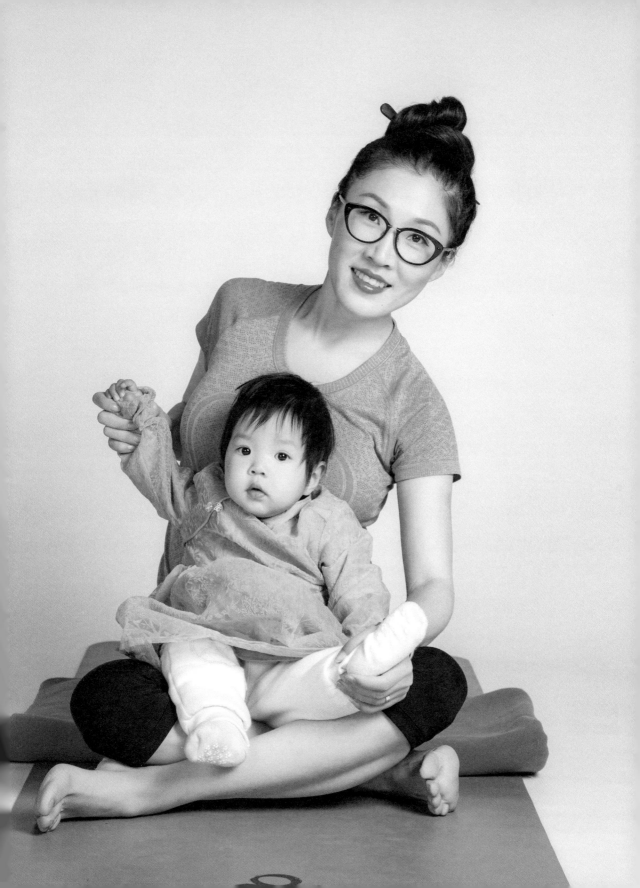

## 促进乳汁分泌

水是奶最主要的成分，奶里80%都是水，建议每次喂奶前，妈妈先喝上一大杯温热的水。有些妈妈担心，天热的时候，喂奶前要不要先给孩子喝水？没有必要。奶水的前段就是稀的，以水为主，后段才含有大量的蛋白质、脂肪等营养物质，不需要额外喝水。有些妈妈不会喂孩子，左边喂一会儿，右边喂一会儿，相当于一直在给孩子喝水而不给孩子吃饭。而如果每次嫌前段的奶太清，都挤掉，只给孩子喝后段的，那相当于只给孩子吃饭而不给孩子喝汤，也不行。正确的喂法是先喂空一侧，再换另一侧。如果孩子喝完一侧奶就饱了，另一侧需要拿吸奶器吸或者挤出来。下一次喂，从上回挤奶的那侧开始喂。

奶水的质量、成分跟孩子的需求成正比。母乳的前7天是初乳，只有初乳是稠的，因为这时孩子长得特别快，需要大量的营养。后面几个月，奶水变正常，但营养绝对是充足的。不管世界上多么好的奶粉厂家，打的广告都是"类似母乳""接近母乳"，而一定不会说"取代母乳"或者"和母乳一样"。我是母乳喂养指导师，看配方奶和母乳的营养成分对比表就知道，一张长长的表，一边是配方奶的成分，一边是母乳的成分，配方奶的也就一指长，而母乳的则有1米多长。母乳里面唯一没有的是维生素$D_3$，需要晒太阳补充，一般孩子每天能在外面晒2小时左右的太阳就可以，具体要遵医嘱。

## Q　妈妈奶水不够怎么办?

和开奶一样,让孩子直接刺激你的身体,增加喂母乳次数,减少喂配方奶的次数。你多喂,孩子多吸,奶水就会增多,就是这么简单。比如,以前喂的是配方奶,现在试着先只喂一半,宝宝吃后没有饿得、哭得那么难受了,就让他喝母乳,让他使劲儿喝,刺激你的胸部,你的乳汁自会分泌。

要相信我们的身体,头脑理解不了的,身体自会有答案。


## Q　哺乳期间的饮食要特别注意吗?

哺乳期间的饮食也不用太过刻意,没有一定要吃什么的规定,按平常生活习惯即可。一方水土养一方人,从小吃惯了红辣椒、黄辣椒、剁椒鱼头、双椒炒肉的妈妈,吃辣哺乳可能什么事儿都没有。只是注意月子里、哺乳期间尽量不要吃外卖,很多孩子会对调味品过敏,而外卖含调味品多、成分杂乱。孩子不会对母乳过敏,如果孩子喝了母乳发生过敏,那就是妈妈的饮食造成的。这时应该调整饮食结构,而不是断奶。

怎么知道你吃了什么让孩子过敏?哺乳期妈妈可以边喂奶边注意,吃东西从每天加一两种食物开始,隔天再加一两种,看孩子反应,哪个会引起过敏就停哪个,孩子也好适应各种食物。5~8个月后,就可以开始给孩子添加辅食了,入口的第一口辅食必须含丰富的铁元素,比如米粉。

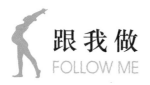

# 跟我做
## FOLLOW ME

● 促进乳汁分泌体式：

❶ 金刚跪坐基础，臀部下方可以垫小球，保持脊柱延展，双肩放松，双手插在数字弹力带上，可以双手分别放在数字1的位置上，呼气，背部带动弹力带向外打开。

❷ 吸气，背部带动手臂和弹力带向上高举过头，自然呼吸，在这里保持，去体会乳房前侧的伸展，注意弹力带要始终充满弹性，不要耸肩，保持腹部微微内收。

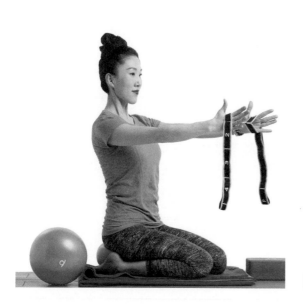

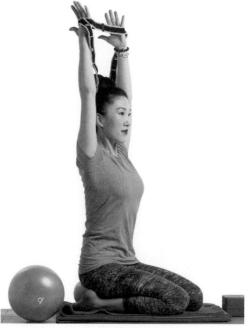

❸ **肩膀缠绕** 双手放在弹力带的两侧，打开到最远端。

❹ 吸气向上，保持肋骨内收，呼气，肩膀带动弹力带向后绕动。

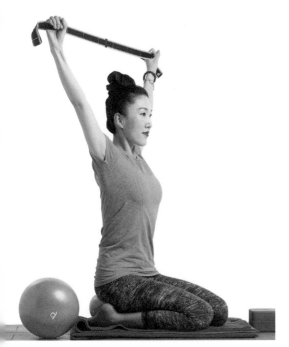

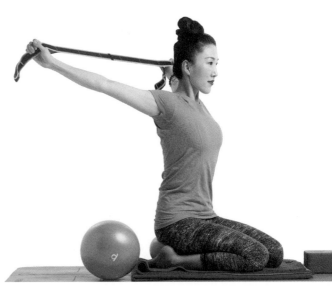

❺ 随着呼吸，一直绕到身体的最
下方，使乳房向前侧伸展。

❻ 吸气，双手向上，呼气，还原，
重复数次。

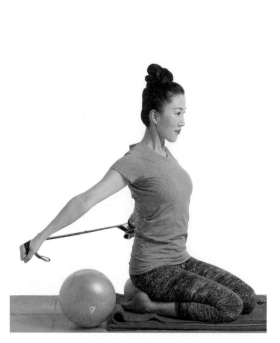

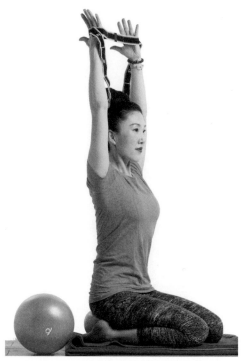

❼ **脊柱前后伸展** 配合弹力带做前后弯，把弹力带撑开之后，随呼气缓慢卷背向前，低头看向肚脐。

❽ 随吸气，手臂提前，向上向后，身体前侧伸展，自然呼吸，重复数次。

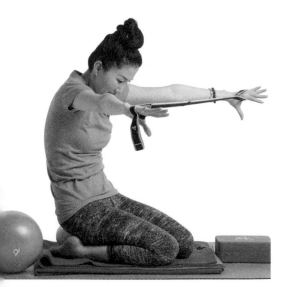

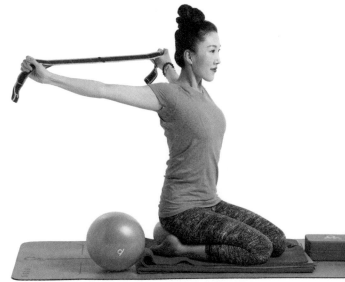

### ◖◗ 疏通乳腺体式：

❶ 金刚跪坐，可以在臀部下方放小球，保持脊柱直立，胸腔打开，推手向上，吸气，耻骨、肚脐、胸口上提，呼气，肩膀下沉，手臂拉到耳朵后方，停留5～8次呼吸，不要耸肩，去伸展乳房前侧、腋窝。

❷ 跪立，侧伸展，吸气，右手高举过头。

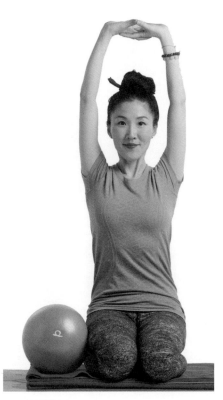

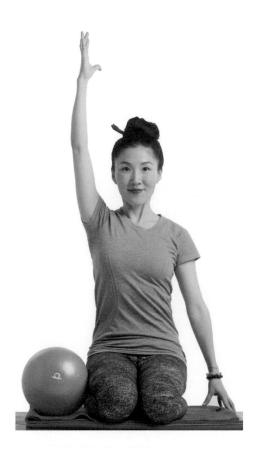

❸ 呼气，左手外侧移动，身体倒向左侧，使右侧有更多的拉伸，注意臀部不要抬起，吸气延展脊背，呼气伸展，使乳房外侧有更多的伸展，缓解副乳现象。

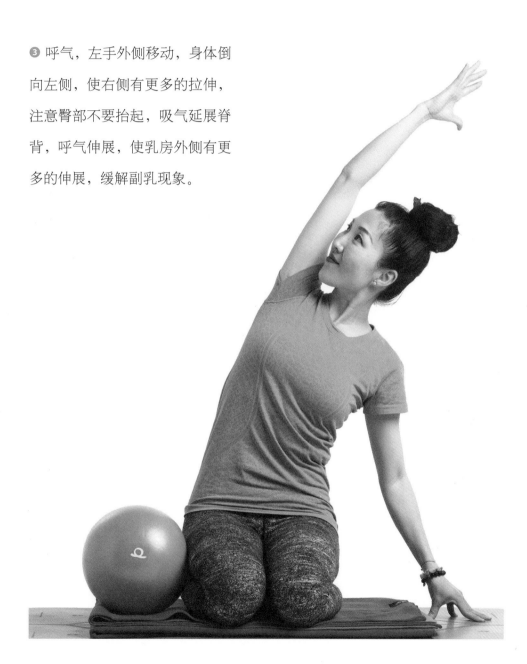

❹ 吸气回正，呼气放松，手臂还原，绕动肩膀放松。

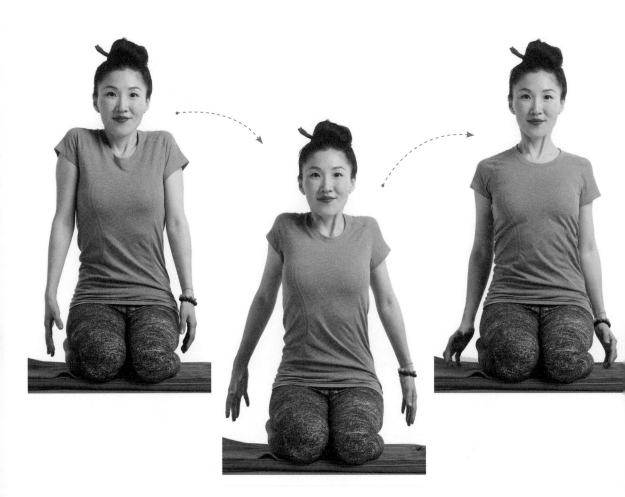

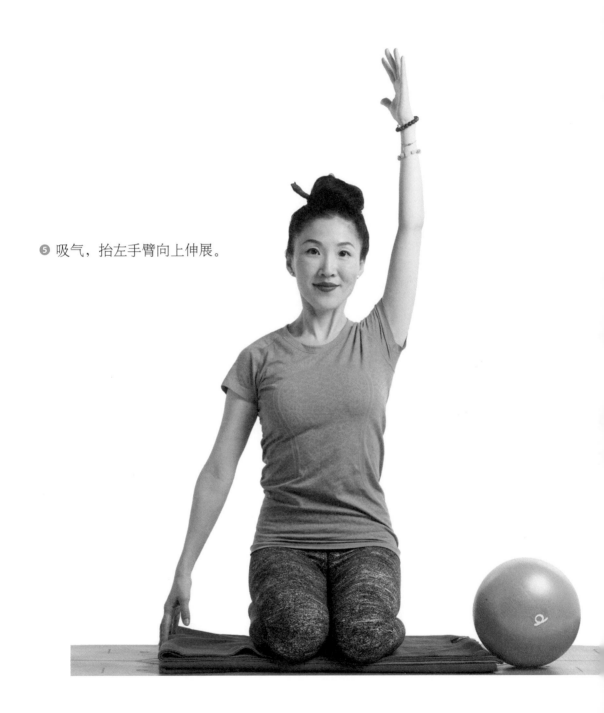

⑤ 吸气，抬左手臂向上伸展。

❻ 呼气，右手向右侧移动，身体倒向右侧，使左侧腰伸展，转头看向左上方，颈椎不舒服的妈妈看向前方，保持3～5次呼吸，也可以做动态的练习。

❼ 跪立扭转，左手放右膝外侧，注意大臂不要压迫乳房，右手放臀部后方，吸气提胸口，呼气，胸口带动脊柱扭转到右后方，停留3～5次呼吸，每次吸气感觉身体变高，呼气，胸椎带动颈椎扭转，不要耸肩，吸气回正，呼气，做反方向练习。

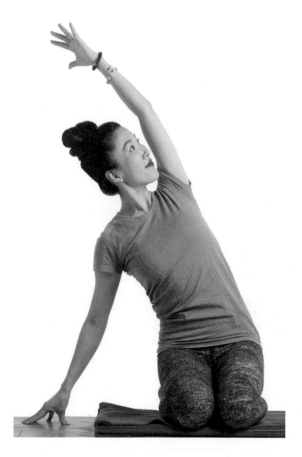

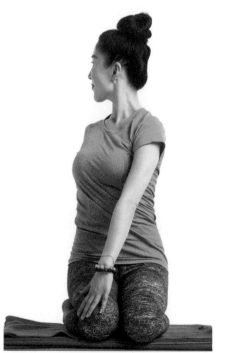

❽ 脊柱前后伸展，吸气，扩展
胸腔，胸部带动肚脐向斜上方延
展，手臂向两侧打开，眼睛看斜
上方。

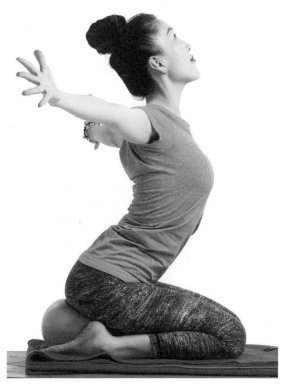

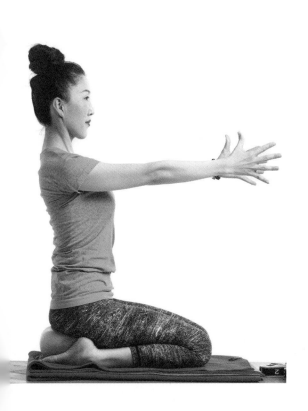

❾ 呼气，卷尾骨、胸椎、腰椎，低头看肚脐，随呼吸做动态练习。

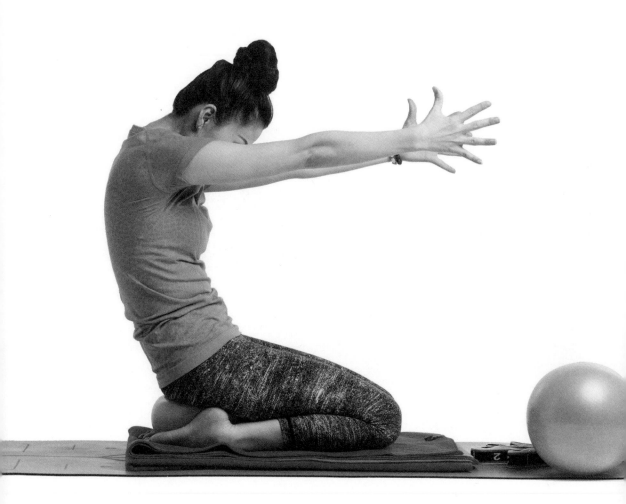

⑩ 吸气，推手向上，保持3～5次
呼吸，手臂延展，肩膀下沉。

⑪ 呼气，落回，手臂会变得热热
的，放松双肩。

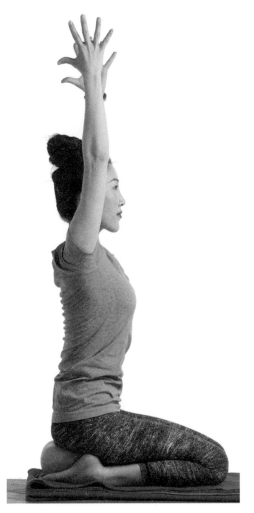

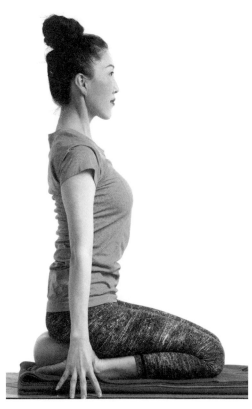

## 适时断奶

一个孩子生下来，他要离开母亲两次。

第一次，是断脐的那一刻，他离开母体，开始感受这个世界。

第二次，是断奶之后，他真正离开妈妈，独自面对这个世界。

我们提倡母乳喂养，因为哺乳期也不会太长，妈妈们要珍惜母乳喂养的时光，珍惜我们和孩子日日牵绊有连接的时光。

应该什么时候"断奶"呢？

世界卫生组织、中华营养学会和国际母乳协会的建议是：24个月后自然离乳。自然离乳不是强行"断奶"，是孩子不想吃了、你也不想喂了，自然就"断奶"了。以前会有些闲话说"不要喝这么久，都懂事了还喝，会恋奶……"，可研究发现，长大之后有恋奶癖的，

都是小时候没有喝够奶的，缺什么，将来才会找什么。一个各个方面需求都被满足的孩子，充满自信和安全感，反而不会恋奶。

母乳是孩子的粮食，那是他的饭，你不能自行断掉，而是要提前告知他，与孩子商量。如果你不打招呼，突然不给他了，自己还躲起来玩消失，孩子会特别没有安全感，也会觉得你可能不爱他了。我们家两个孩子都是自然离乳。自然离乳要循序渐进，我是提前半年开始，编了个故事与孩子商量，说以后不能再喝奶的原因。我跟老大说："奶里面有奶精灵，宝宝你已经长大了，奶精灵要飞去照顾别的小朋友了，咱们可以多多吃饭，就能长大个儿了，不需要再喝奶了。"我们家老大很干脆，2岁也

能听得懂，他就说："嗯，那谢谢奶精灵，奶精灵再见！"然后开始吃饭，再也不吃奶了。老二是女孩，比较爱撒娇，她开始还是会哭着喊："奶精灵不要走！我要喝奶！"但是我逐渐减少喂奶次数，增加主食的量，她吃饱了，偶尔哼哼唧唧要喝就让喝会儿，慢慢也就不想吃奶了。

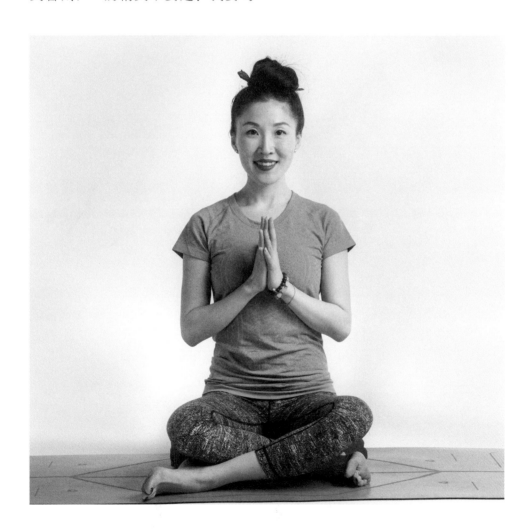

计划"断奶"的妈妈一定要注意，不要躲出去、不要憋奶，而是慢慢减量，让孩子和你的乳房都慢慢减少对奶水的需要，适应新的情况。有人整个哺乳期对胸部都照顾得很好，结果断奶之后胸下垂。特别严重的胸下垂是很难再处理回去的，筋膜和韧带都扯断了，运动也没办法让它重新生长。按摩最多可以让它恢复一点儿弹性，收回去一点点而已。胸部下垂可以预防，正确断奶和保养就好。

正确的做法是这样：从一天喂5次降到3次，2次，1次，0次。奶胀的时候及时吸，一直让乳房保持弹性，不要把奶硬憋回去。比如，喂孩子需要吸出100毫升，那你就只吸80毫升出来，过了3天之后，你的奶就不会有那么多了。逐渐减少吸奶的量，每天吸60毫升，再过几天，再减少，每天吸40毫升……如此递减，最后不用吸奶也不会有肿胀感了。

和孩子说话时，我们一起咿咿呀呀，回到了纯粹的童年时期，孩子离乳，母乳喂养结束，我们看着他离开我们，走向整个世界。

·王昕说·
WANG XIN SAYS

健康的孩子哪里来？勇敢的妈妈来守护。勇敢的妈妈，你们的健康，孩子也在守护着。

我们呼吁更多的人普及和宣传母乳喂养知识，让所有女性不再畏惧母乳喂养，让家人多多支持母乳喂养，让社会为哺乳妈妈创造更多便利，未来，我们的孩子才能更健康、更快乐地成长为祖国的栋梁。

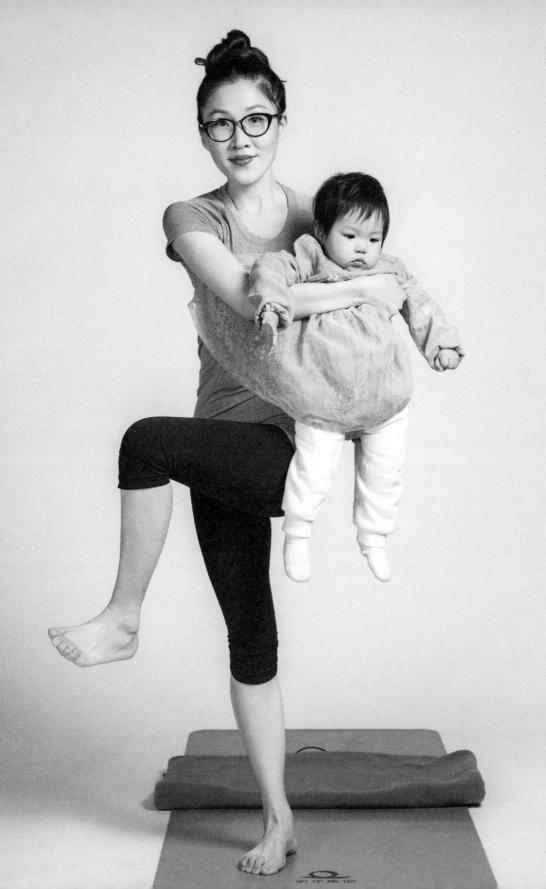

# 科学坐月子

产后谁最重要？

当然是妈妈最重要！

有学员跟我"吐槽"，说她花半条命生完孩子，从产房被推出来，所有人都一拥而上围过去看孩子，对她最多就是看一眼说："你没事吧？没事就好。"然后继续看孩子。又或者月子里，常常听到这样的话："你要使劲儿吃、使劲儿喝，孩子需要，这样才能多产奶。"完全没有人在意妈妈是不是能吃那么多、想要吃哪些东西。还

有妈妈真的是哭着向我倾诉，月子里只要孩子哭，家人就认为是妈妈的奶水不好、妈妈的营养不够、妈妈的错，她情绪上来了就会排斥喂奶，也排斥跟家里人沟通……很多妈妈产后抑郁，很大一部分原因就是家里人观念错误，把所有关爱、注意力都给了宝宝，而将要求、压力全部施加给了妈妈。

第一次生孩子，孩子是新生命，妈妈也是新手妈妈啊！新生儿一天大部分时间都在睡觉，除了吃他什

么也不知道啊。他睡得好就长得好，吃得好就睡得好，而妈妈奶水好他就吃得好，妈妈的心情好奶水就好，妈妈好当然是一切好的根源！

月子里照顾好妈妈，让妈妈身心愉悦，才是科学的坐月子。

# 家人的支持是第一步

让妈妈情绪好、心情好，第一重要的就是枕边人——老公，他要支持、体贴、理解、尊重自己的老婆。

男人没有机会经历孕期，他不知道孕期激素分泌对人体的影响，他没有经历过生产过程的痛苦，他很难对一些反应感同身受，他无法真正体会老婆经历了什么，也真的不能完全理解老婆的情绪。妈妈自己要注意，不要上来就说自己老公不是一个好老公、好爸爸，很多男人都想做一个好老公、好爸爸，只是他不会、不知道做什么，你要教

他成长，要给他多一点儿的耐心。你要帮助老公学习和体会，即使他不能理解，没关系，只要他知道一点即可：支持老婆。他要知道自己对老婆的支持是非常重要的。

孕产瑜伽的课堂，我常常希望学员带着老公一起来，除了教一些夫妻双人锻炼的体式外，还会有一些月子里怎么照顾太太的教学。我常常跟他们说，产后，老公更要像恋爱最开始的时候、像老婆怀着宝宝的时候一样，陪伴老婆，给她说话和倾诉的渠道，给她按摩腰骶部，让老婆感受到自己做了很多，

她很辛苦、很重要，家人都非常关心她、感恩她。然后在给孩子喂奶、换尿布、拍嗝、洗澡等事情上，老公最好能分担一部分，老婆就会高兴很多。如果老公不知道怎么做、怎么说才是理解、支持老婆，有两句万能的话，任何时候说这两句，就很管用："老婆你说得对！""老婆听你的！"尤其月子里，常说这两句，产后妈妈会心情大好。

老公支持了，婆婆就支持了一半，自己妈妈的支持也好说，新手妈妈觉得自己被重视了，心情自然就好，家庭也就和睦了。

## 月子期间合理饮食

老公的支持是科学坐月子的第一步，谁照顾月子、陪伴生活就是重要的第二步。月子里的生活方式、育儿理念等，是产后最重要的沟通内容。

中国式月子误区在饮食上尤其明显，老一辈就觉得应该多吃，大鱼大肉、山珍海味，十全大补、越多越好，不能节食。实际上，孩子刚刚出生胃口很小，不建议妈妈喝很多荤汤，弊端太多了。

第一，喝太多荤汤太补了，妈妈就会变胖，月子里根本消耗不了那么多营养和能量。吃得多导致体重超标，超标后血液循环就不顺畅，不顺畅体内就容易堆积脂肪，妈妈的乳腺里面就会有很多油脂，影响乳汁分泌，引发乳腺炎。奶水里也会有油脂，孩子的脾胃非常脆弱，喂了可能就会拉稀。所以，妈妈很胖，奶水不一定好，孩子也不一定发育得好。

第二，补得太好、产了很多奶，孩子吃不完，妈妈就容易胀奶，胀奶不及时处理的话容易变成乳腺囊肿，乳腺囊肿就要去医院治疗，万一需要切开引流，那产后最宝贵的母子相处时间就都没有了。

想要产后催奶，可以让孩子早吮吸、多吮吸，没有必要喝任何的荤汤，素汤才是非常好的促进乳汁分泌的汤。可以多喝海带汤、丝瓜汤、莲藕汤。鸡汤就不要喝了，老母鸡也不能吃，吃了容易回奶——老母鸡有太多的雌激素，雌激素会抑制泌乳素分泌！很多人不懂，坐月子喝了很多母鸡汤，还可怜巴巴地问："为什么我每天喝一碗鸡汤，奶还是不够？"就因为你喝了母鸡汤，奶才不够的啊！实在想喝鸡汤，出了月子后乳腺通畅、乳汁正常，就可以喝。

月子期间要注意，饮食合理清淡，少量多餐，多吃营养丰富易消化的食物，少吃辛辣刺激的食物。产后7天，饮食越清淡越好，不该吃的都别吃。比如，不要喝豆浆，容易胀气。豆腐可以吃。产奶需要碳水化合物，多喝小米粥、海带汤、莲藕汤，吃精米，不吃糙米。一日三餐，每次正餐前加一餐。脾胃好的话，产后半个月以上，多吃一些五谷杂粮代替过度的精米精面。出月子后，多吃蒸的南瓜、山药等，大量喝水。

喜欢喝酒的妈妈也不建议月子中就喝酒，因为酒精会通过乳汁被孩子吸收。南方人喜欢喝米酒，但月子里不能喝米酒，它只会让你长胖，对孩子没有任何好处。米酒的酒精含量其实很高，煮沸了一样有酒精，酒精会影响孩子的发育。如果你平时有喝红酒的习惯，出了月子之后再喝。最好是喂完奶之后，喝一小杯即可，等你下次喂奶之前，也就分解得差不多了。

出月子后，不用太过刻意安排一定要吃什么、不吃什么，按日常习惯就好。一方水土养一方人，从小吃辣长大的妈妈吃辣也能很好地进行母乳喂养，要相信我们的身体，注意别让孩子吃奶过敏就好。产后要吃得好，但吃得好不代表吃得贵、吃得多，合理饮食，营养丰富即可。

## 按需哺乳　愉悦休息

月子里的宝宝，按需哺乳，不要有太多规矩限制，孩子需要，妈妈就喂他。那么小的孩子，只会用哭来表达感受和需求，他哭，原因除了拉了、尿了、热了、冷了、疼了、病了，其他都是饿了，想吃奶了。孩子一哭，你就让他吸吮乳汁，孩子不断地吮吸，你的泌乳素不断地增高，奶水也会越来越好。

月子里的作息，按照孩子的作息来调整。他醒着的时候，你就陪伴他，跟他交流互动，喂奶。他睡了之后，你也睡会儿，补充体力。

月子里以休息为主，但休息不等于一直卧床。很多人月子里的休息就是窝在床上、沙发上玩手机。以前没手机或者不让玩，而现在都在拍照、修图、晒宝宝——这不叫休息。瘫在床上、窝在沙发上，你总是有一个受力点在过度受力。过度受力的位置就容易产生局部的经络不畅通，血液循环不畅通，或者关节的疼痛、压迫、错位等。比如，瘫坐就容易发生骶尾骨疼痛、腰痛。老侧卧支着，你的肋骨、肩膀、骨盆不稳定，这些地方就会有问题。

月子里以休息为主，是指让你睡觉休息，如果不想睡，可以适度地走动，也应该去做些简单的运动。我月子里去医院讲过课，也常常跟闺蜜去看电影。只要天气好，不刮风，适度的娱乐活动让妈妈身心愉悦，这也是休息。月子里运动可以从活动手指、脚趾开始，也可以活动肩颈，做腹式呼吸等月子里就可以练的3种呼吸。如果住月子中心，现在几乎所有月子中心都有瑜伽课，可以去练练瑜伽。运动让你经络畅通，利于乳汁分泌，还会产生内啡肽，让你心情愉悦。

## 注意卫生

最后，月子里一定要注意卫生。注意卫生有"三勤"。

### 勤洗澡

以前，月子里不让洗澡、刷牙，因为那时候条件不好，容易受风着凉，现在空调、暖气、热水器、电吹风应有尽有，只要在24小时恒温的月子中心或温暖的家，刷牙、洗脸、洗澡、洗头都可以！妈妈生产出了很多汗，第一天身体虚弱，怕虚脱，所以不要自己洗澡，但是家人可以拿温热的毛巾给擦擦身子。顺产的，第二天只要你的精力、体力恢复了，就可以淋浴，但注意洗澡时间不要过长、水温不要过热。洗完头发及时吹干。大小便之后，用温水冲洗外阴，擦干，保持干净卫生。剖宫产横切的，表层伤口愈合7～10天之后，就可以淋浴了。如果是3天之后大夫就给贴了大大的防水创可贴的，那也可以淋浴——一般很少贴，贴它不利于伤口愈合。产后10天之内，一动就出一身汗的妈妈，用常规温热的水擦浴即可。月子里干干净净的妈妈，宝宝喜欢，妈妈自己情绪也好。

## 勤刷牙

没有必要买所谓月子专用牙刷，普通的软毛牙刷就可以。月子里最好早、中、晚三餐之后都用温水刷牙。正餐之后要刷牙，加餐之后要漱口——月子里吃的食物软、糯、黏，所以更应该注意保持口腔清洁。

## 勤通风

室内温度可控制在24℃～26℃，最好每天早晚通风两次，每次半个小时，让新鲜空气进来——空气质量好。产后妈妈不要让风直吹，容易着凉，通风的时候不要待在风口，可以换着房间通风透气。不要为了不吹风，让屋子臭烘烘。

## 给新手妈妈的TIPS

一般坐月子是30天或42天，也有坐大月子坐够100天的。产后42天，是医疗上子宫恢复的一个周期，记得一定要去做产后恢复的检查。月子里尽量减少探视。我们很多地方的人热情好客，有人来探视，你就得陪着聊天。来探视可能会抱孩子，但妈妈要休息，孩子也要休息，再者人多了细菌也多，探视最好出了月子再来。

·王 昕 说·
WANG XIN SAYS

科学坐月子，观念正确是第一位，生活习惯正确是第二位，第三就是适当放松和运动。

妈妈是一切的本源，妈妈身心愉悦排第一。妈妈好，孩子好；孩子好，全家都好。

# 重塑夫妻爱的吸引力

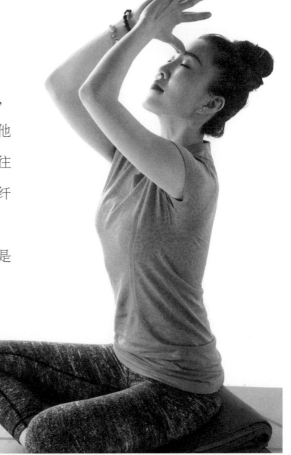

爱纵有千般模样、万种形态，
最好的一种莫过于，一蔬一饭是他
陪着你，怀孕生产是他陪着你，往
后余生，丰乳肥臀是他陪着你，纤
纤细腰也是他陪着你!

和谐的夫妻关系表现之一就是
陪伴，陪伴是最长情的告白。

# 和谐产后家庭关系

怀孕是夫妻两个人的事儿，生产和产后也是两个人的事儿。我们所有的瑜伽课都建议夫妻一起参加。在瑜伽的修行概念里，怀孕是一个吉兆，是一个充满快乐和活力的过程。孕产瑜伽的练习带给准妈妈健康的身体和平静的心灵，准爸爸在十月怀胎中的作用也是不可忽视的。孕产瑜伽会教准爸爸如何陪伴、倾听老婆，带上大肚子体验老婆孕期生活的不易，学习帮老婆缓解痛苦的按摩手法，学会怎么跟孩子连接、做胎教，教他表达"老婆你辛苦了，谢谢你，我爱你"等。夫妻共同学习孕产知识、练习双人瑜伽，丈夫全程陪伴，既能减轻妻子的心理压力，又有助于妻子顺利分娩。

孕期，老公的陪伴很重要，产后也一样，老公的参与很重要。

妊娠和生育，对每一个家庭、每一位妈妈爸爸来说，都是至关重要的。这一年，整个家庭经历了重要的阶段性变化，妈妈经历了身体混合着压力、情绪、激素水平的变化，爸爸妈妈一起经历了身份、责任的重大变化。如何科学、安全、健康、愉悦地度过人生这个美好又转变巨大的阶段，专业的知识和帮助是必须又必要的。这是一本新婚夫妇必备的家庭健康工具书，原因即在此。

和谐、规律的性生活不仅利于夫妻感情稳定、婚姻家庭幸福，还有助于女性调节内分泌、保护乳房，使人保持快乐的心情，使巨噬细胞活力增强，从而增强机体的免疫功能。孕产期终于结束，然而产后42天内，禁止同房，因为子宫还没有完全恢复，有可能会伤害到它。42天之后，一定要先去医院做产褥期的检查，可以问一下大夫，夫妻是否可以同房。顺产的一般都在这一阶段恢复了，遵医嘱即可。剖宫产的话，产后2个月即可，具体也遵医嘱。产褥期之后，恶露排净之前，同房都要做好避孕措施。产后一年内，同房的时候注意深浅和强度，不要有太猛烈的运动，因为有可能再度撕裂或者伤害到刚刚恢复的部位。但是也要注意，不要过了一年半载才同房，这样容易引起其他的问题。暂时不能同房的，可以用别的方法弥补二人世界的情感。

科学、正面地看待身体和产后问题，解决生产之后带给身体

和夫妻二人的共同问题，这是我们产后修复的目的之一。有的剖宫产的妈妈产后基本没有性生活，她盆底肌没有修复好，性交痛，就会排斥性生活，这不仅影响自己身体健康、夫妻欢愉，更影响婚姻生活的健康，百害而无一利。谈它不是罪过，不解决它才是罪过。

关爱夫妻生活健康，从老公开始。老公要多多甜言蜜语，多拉着老婆的手说"你辛苦了，我非常爱你"。即使老婆身材有可能因生产变得松弛、不如以前，老公也要说"你是最美的，我会陪伴你一起度过产后的、以后的所有时期"。温柔的情话是爱情的粮食，也是产后妈妈的恢复动力。

很多人不太会当老公，在老婆怀孕、生产过程中从头到尾缺失。为了家庭奔波，顾及不到也就算了，如果精神上也觉得生养孩子和

自己没关系就不对了。尤其不可取的是那种总批评老婆的老公，不能顺产怪老婆体质不行，孩子瘦小怪老婆奶水不好，孩子哭怪老婆不会哄孩子，自己却不知道老婆心情好了奶水才能好。孕产期间被批评，即使是玩笑话，妈妈也会自卑，也会抑郁，奶水自然不好。即使不会甜言蜜语让老婆心情愉悦，也不要老批评她给她添堵啊！

愿每一个孕产妈妈都有老公的陪伴、爱护，而不是"丧偶式"的怀孕、产后和育儿。孕产阶段不缺席，才是"老公力"真正展现的时候。

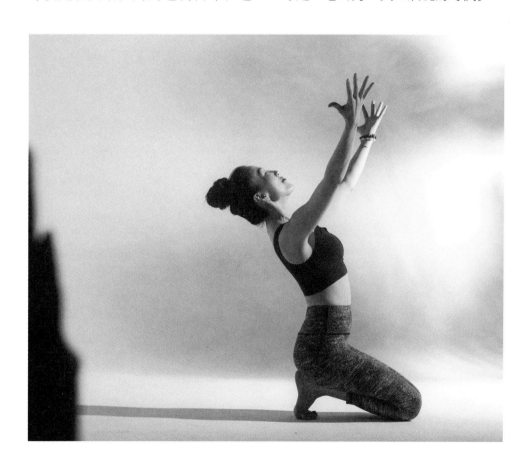

# 爱的产后双人瑜伽

家庭关系和谐是产后修复最重要的因素，运动则是锦上添花的事儿。

产后双人瑜伽，就是一种时髦的相爱方式。

宝宝出生后，爸爸妈妈很容易突然变得老夫老妻的，日常琐碎生活、孩子饮食起居占据了家长很多精力和注意力，重心跑偏。夫妻感情很快沦为各自低头刷手机，沉迷在和自己没有太多关系的虚拟世界里。重拾夫妻间正确的注意力，升温二人昔日的甜蜜，从非常适合睡前一起做的夫妻运动——产后双人瑜伽——开始！

夫妻双人瑜伽温和亲密，有很多如拥抱、牵手等轻柔缓慢、需要默契的体式，它调动潜藏在你们体内的情绪和力量，用肢体和眼神的互动配合大胆的安静沉默，专心与爱侣融合，让爱情重新滋长。

老婆的幸福需要老公呵护，老公即将承担为人父的责任，也很辛苦。一些体式的锻炼，让他们的身体得到释放，压力也得以缓解。其实没有一个男人不想当一个好父亲、一个好丈夫，只是他也是新手，不知道该怎么做。所以不要让你的老公置身事外，让他学习参与，也让他锻炼放松，夫妻一起去感受、去面对、去经历那些好的与不好的，才能一起成长为优秀的爸爸和妈妈。

至少，你老公可以帮你抹预防妊娠纹的油、做最简单的按摩吧！

像我老公那么懒——酱油瓶子倒了都不扶的那种传统男人，我逮着机会就教育他，让他给我抹预防妊娠纹的油。我孕中期的时候，肚子越来越大，自己抹起来越来越难，需要很长时间，就让他帮忙抹。他开始的时候不好意思，就快速抹完，省时间糊弄事儿。我从网上找了一些妊娠纹严重的照片给他看，他吓得手机都扔了："你干吗吓唬我？这是什么东西？！"我说："你不好好抹，我也会变成这样。""不可能！"他嘴硬，但还是让我赶快躺下。从那以后，他就特别认真地给我抹油了。简单的按摩，比如处理伤口、瘢痕的"搓皮儿"，都可以让老公帮你做，既省了去美容院按摩的钱，还增进夫妻感情。恢复得好了，老公也受益。

要让好爸爸不成为时代的稀缺品，就从老公参与你的孕产恢复开始！

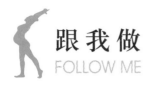

# 跟我做
## FOLLOW ME

⬤ **产后双人瑜伽：**

❶ 膝盖轻轻相对，掌心相叠，轻轻闭上眼睛，调整呼吸。

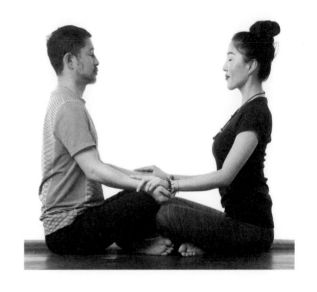

❷ 静坐过程中如果感觉臀肌紧张，可以让身体向前倾斜，两人眉心相对，太太可以把手轻轻搭在先生的颈部后侧，先生去环抱太太的腰或是骨盆的两侧，通过眉心的相触，让双方的心更加贴近，双肩下沉，让整个后背、臀部、胸部前侧去伸展。

**注意**：臀部不要离开地面

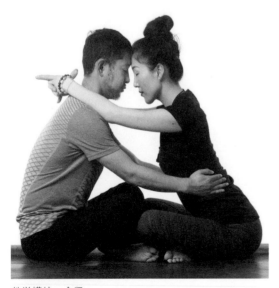

教学模特　金坚

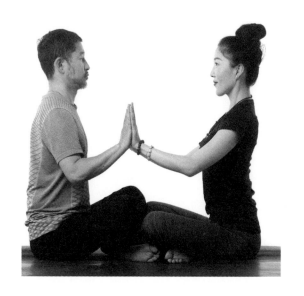

❸ 两人掌心相对，保持互
推有力。

❹ 吸气，互推高举过头，
不要耸肩，保持向上伸展。

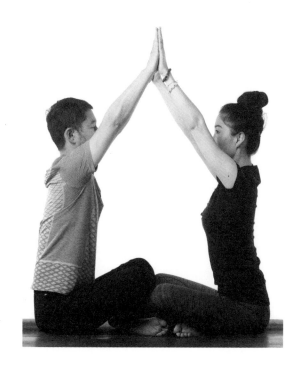

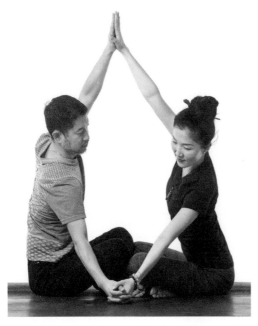

❺ 随着呼气，一手握拳轻触地，身体倒向握手的一侧。

❻ 转头看向上方的手，向侧颈、侧腰及臀部外侧伸展，缓解压力，疏通乳腺，保持3~5次呼吸。

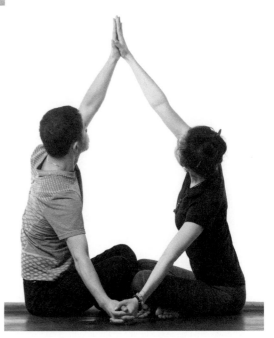

**7** 吸气回正。

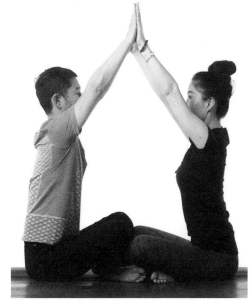

**8** 呼气，做反方向练习，腋窝打开，眼睛看向斜上方。

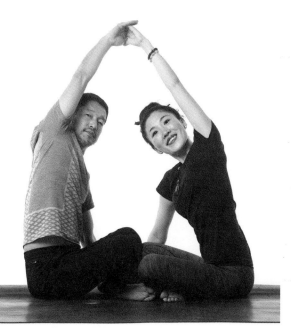

**注意**：保持脊柱伸展，不要耸
　　　肩驼背

**好处**：伸展侧腰、背部，疏通
　　　乳腺，减少侧腰脂肪
　　　囤积

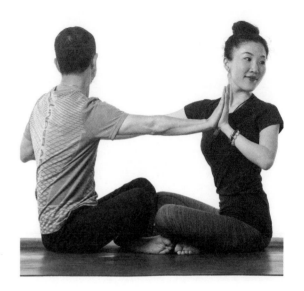

❾ **扭转练习** 双人右手推直，左肘弯曲，同时随呼气扭转，胸椎和颈椎转向屈肘一侧，吸气，把脊柱拉长，呼气，扭转。

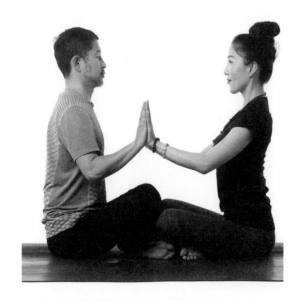

❿ 吸气回正。

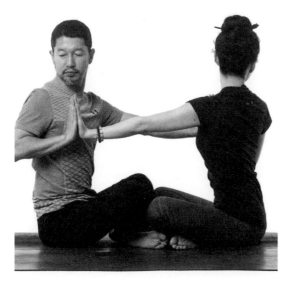

⑪ 呼气，做反方向练习，彼此掌根互推，可以随着呼吸多做几个回合。

**好处：**缓解整个后背的压力，缓解背痛

⑫ **前后脊柱流动**　回到坐立位，双手胸前互推。

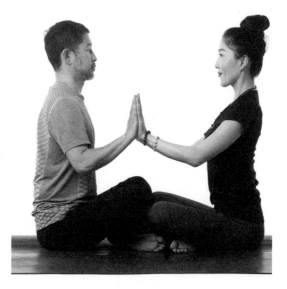

⓭ 吸气，双手向上高举过头，身体的前侧伸展，可以给彼此一个亲吻。

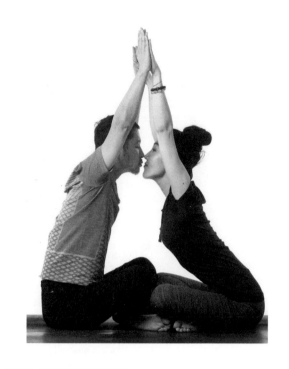

⓮ 呼气，双手十指相扣，手臂拉直，从骨盆开始，脊柱逐渐前弯，低头卷背，后背拉长，眼睛看向自己肚脐的位置，自然呼吸重复3～5个回合，吸气向上，呼气向后。

注意：始终坐实地面，不要耸肩

好处：增加夫妻感情，缓解背痛，灵活脊柱

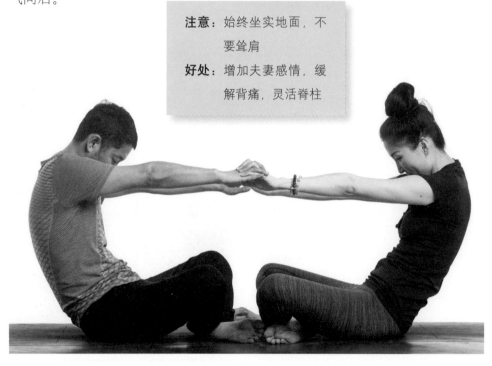

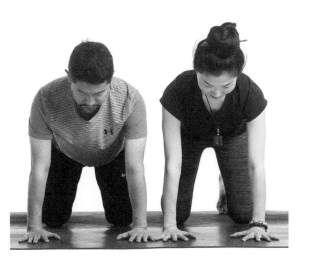

## 猫—牛式

❶ 手膝支撑跪立在地面上，双膝打开与骨盆同宽，大腿垂直于地面，膝盖在骨盆的正下方，双手大大张开平铺于地板上，双脚回勾，手腕在肩膀的正下方，背部放平。

❷ 吸气，脊柱从骨盆开始逐节后弯，翘臀，腹部向下放，微屈肘，提胸口，抬头向上看，身体前侧拉长。

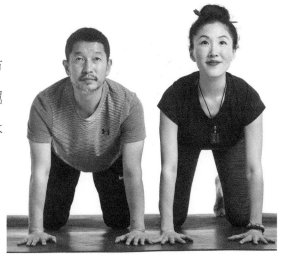

❸ 呼气，耻骨上提，卷尾骨、腰椎、胸椎，低头看肚脐，把背部拱起来，释放后背压力，随呼吸动态练习。

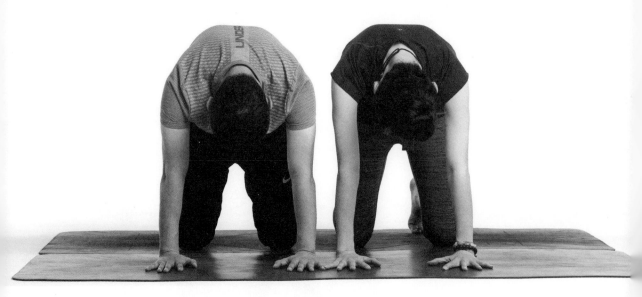

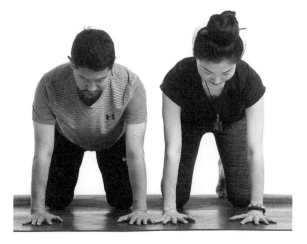

## 猫摆尾

❶ 回到手膝支撑四脚板凳式。

❷ 保持脊柱始终平行地面，随呼气水平扭转脊柱向外侧，让内侧的侧腰肋骨尽可能伸展贴在一起，外侧的肩膀和臀部往中间收紧，转头看臀部，吸气回正。

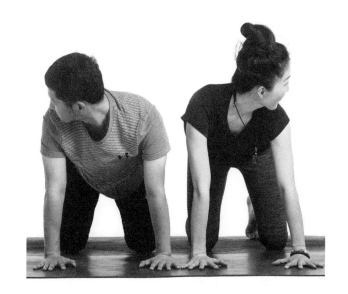

❸ 呼气，向内侧摇摆，彼此对视。

注意：不要塌腰

好处：缓解侧肋和骨盆的疼痛

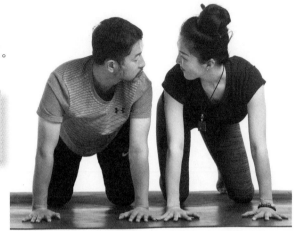

❹ 吸气回正。

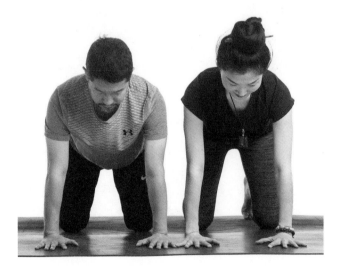

## 侧猫伸展

❶ 外侧的腿向外侧打开，内侧依然保持垂直，内侧膝盖正对外侧脚的足弓。

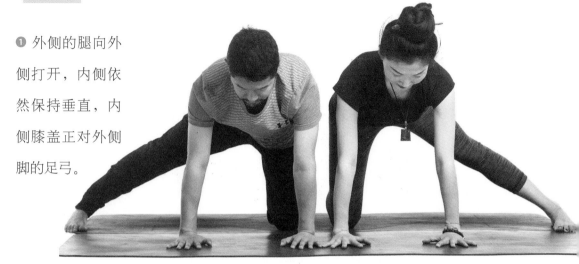

❷ 吸气，后背靠在一起，胸口带动外侧手臂向上打开，两人手心相握，向上延展手臂，疏通乳腺。

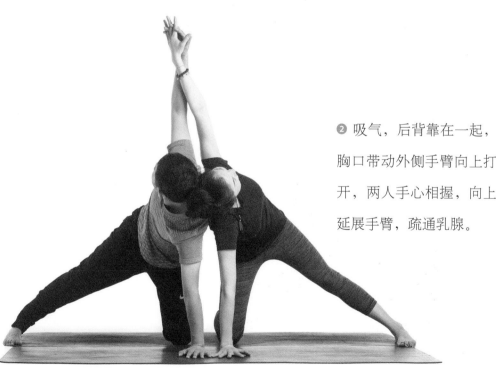

❸ 呼气，胸部带动手臂经过胸前，让彼此手肘相握，缓解肩胛骨和上背部压力，随呼吸动态练习。

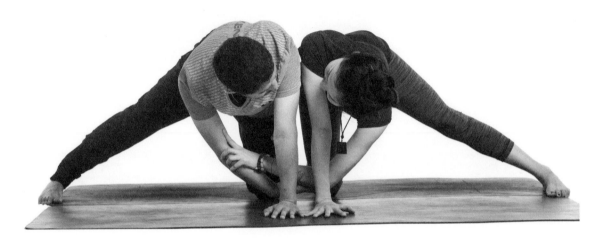

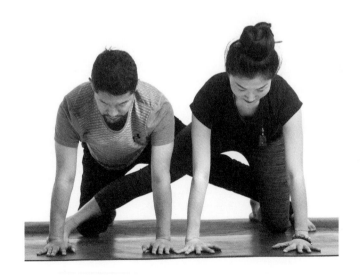

❹ 太太不动，先生膝盖向后挪动一个拳头位置，太太把内侧的腿放到先生的膝盖前方，先生把脚放到太太的膝盖内侧，先生比较高就把脚放到太太的小腿外侧。

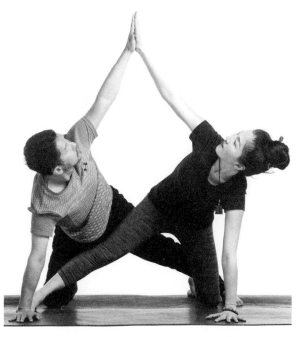

**⑤** 吸气，内侧手臂向上
合掌互推。

**⑥** 把手臂向两侧打开，
自然呼吸，不憋气。

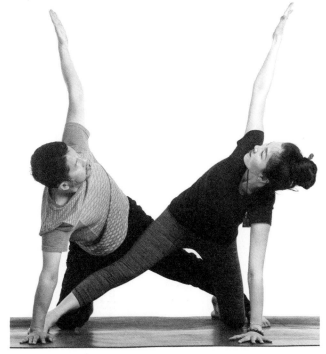

❼ 呼气，手臂经过腋窝，向外伸展让彼此肩膀相对，伸展肩胛骨，疏通乳腺的反射区。

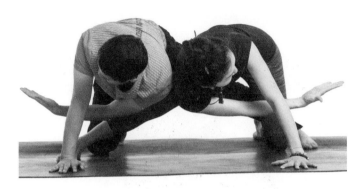

❽ 吸气打开，呼气回到四脚板凳式。

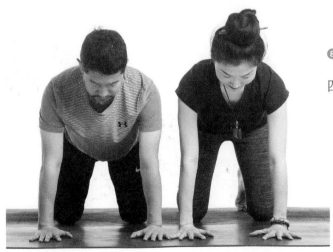

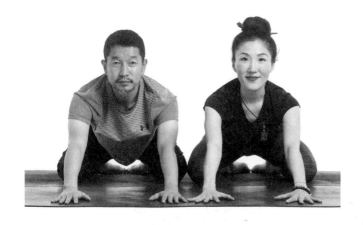

## 宽婴儿式

❶ 回到手膝位四脚板凳式，双膝两侧打开，双脚脚背触地，大脚趾触碰在一起，臀部向后坐在脚后跟上，胸口上提。

❷ 屈肘，握拳重叠在一起。

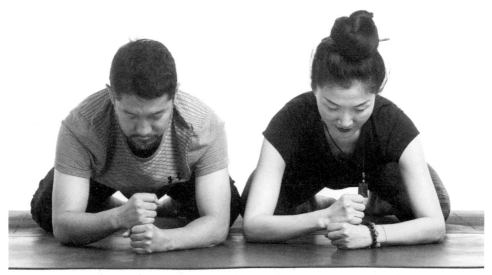

❸ 眉心放在拳头上，肩膀远离双耳，后背放平，吸气，找到脊背延展，完全放松。

· 王昕说 ·
WANG XIN SAYS

　　夫妻感情就像过山车，有高峰就有低谷，有热恋时的如胶似漆，就有倦怠时的左手摸右手。随着孩子的介入，夫妻要处理的事情越来越多。但是，不要忘记给自己留些时间和空间，夫妻一起做些双人运动，让身体和身体交流，让心灵和心灵沟通，重塑爱的吸引力。

　　爱情是我们一生中的瑰宝，用心陪伴，加倍珍惜，它才能一直熠熠闪光！

# 产后减重误区

身材百无禁忌，健康只有一个标准。

健康的标准是什么？

身体质量指数（BMI值）说了算。

产后，妈妈的体重因为分娩后胎儿、胎盘、羊水等的消失，以及出汗、排尿、排恶露等，会减少3.5千克～5千克，但是不可能马上恢复到未孕时的体重。产后体重的恢复程度和孕前体重、孕期体重直接相关，一般来说，孕前体重正常、孕期体重增长正常、生活习惯正确的，产后6～8个月，体重自然而然就恢复到之前的状态了。但是孕前偏胖的，孕期体重超标的，则需要多花1～2年的时间来恢复。

孕前身体质量指数（$BMI=kg/m^2$）在18.5～24这个范围内为正常，是合适的、健康的体重。孕前体重不同，孕期体重的增长标准也略有不同：

## 不同BMI值孕期体重增长标准

| 孕前 | 孕期体重增长标准 |
| --- | --- |
| 正常 | 11 kg ~ 13kg |
| 低于正常 | 13 kg ~ 15kg |
| 超重 | 7 kg ~ 11kg |
| 肥胖 | 5 kg ~ 7kg |
| 瑜伽老师 | 10kg |

孕产阶段，不同时期体重增长的要求也不同：

## 不同孕阶段体重增长标准

| 阶段 | 体重增长标准 |
| --- | --- |
| 孕早期 | 0.5 kg ~ 2kg |
| 孕中期 | 5kg |
| 孕晚期 | 5kg |

备孕最佳的BMI值为18~24，小于11或大于32，都会降低40%~45%的备孕成功概率，过高还会引起一系列生殖问题。但到了哺乳期，BMI值为25、26都属于正常，妈妈们不用太苛刻要求自己，它没有严格刻度，允许存在一些个体的差异性。

一般孕前体重正常，孕期体重控制在正常范围，月子里掉几千克，然后慢慢恢复原来状态，这是非常正常的。但也有这样的情况：孕前体重相对胖，怀孕期间合理运动、控制饮食和体重增长，产后反而瘦到正常范围的。相对地，也有孕前体重正常，怀孕只长了10千克，很棒，结果月子里又长了10千克，这就很麻烦了。孕前体重正常的妈妈，如果怀孕期间没有这些知识储备，她是有可能出现这类问题的。学习和执行很重要。

我一直强调，胖不是罪，瘦不是罪，但是让你自己不舒服的、受罪的体形就是有罪。有些当了妈妈的人，体形会让人想起秤砣，有人描写她们"把两手垂在身体两侧，看上去像一对饱满的括号"。伤不伤心？很多人一胖，满身横肉，就发自内心地厌恶自己，不敢去逛街买衣服——找不到显瘦的衣服，还得接受导购虚假的恭维。最尴尬的是，试衣服试到一半卡住，恨不得钻地缝。所以很多妈妈从此不敢逛街，逛街也不敢试衣服，只能看，不是不想试、不想穿，只是怕面对穿不进去、穿进去又卡住时的绝望。

不美观，是一方面。很多人产后水肿、长妊娠纹、脚踝不舒服、腰背不舒服、肚子前面一堆肉……肥胖更会带来很多健康问题。

有些妈妈产后有点儿胖，是水肿，因为怀孕期间身体增加了大约7升的水分。月子里产褥期的褥汗、运动，都会让多余的水分排出。多补充水分，多运动，产后浮肿就会消失。产后脚踝不舒服的，是因为体重大，身体的重量、压力都作用在脚踝，肯定会导致脚踝疼。面对此种情况，依然要多做运动，控制体重，注意补钙，不光做按摩，更

应该增加足弓的力量。孕期新陈代谢缓慢，过重的妈妈代谢更慢，血压、血糖问题接踵而至。孕期腹直肌分离利于生产，体重过重的妈妈腹直肌容易过度分离，肚子面前就会挂一堆肉很难减掉……

极端情况是，很多妈妈孕期控制体重很辛苦，怀孕没有长妊娠纹，生产完之后觉得解放啦，月子里天天躺在床上吃吃喝喝，出了月子，更可以放纵自己了——之前不让吃的现在都可以吃啦！蛋糕、冰激凌、炸鸡、比萨、可乐、烤肉、火锅，一餐接着一餐的报复性饮食……千万别啊！那些可都是糖分、是脂肪、是肥胖、是难看啊……更可怕的是，那些还是腰痛、是腿痛、是糖尿病、是大肚腩、是内分泌失调！

文艺青年的体重里90%都是心事，而过肥者的体重里90%都是无

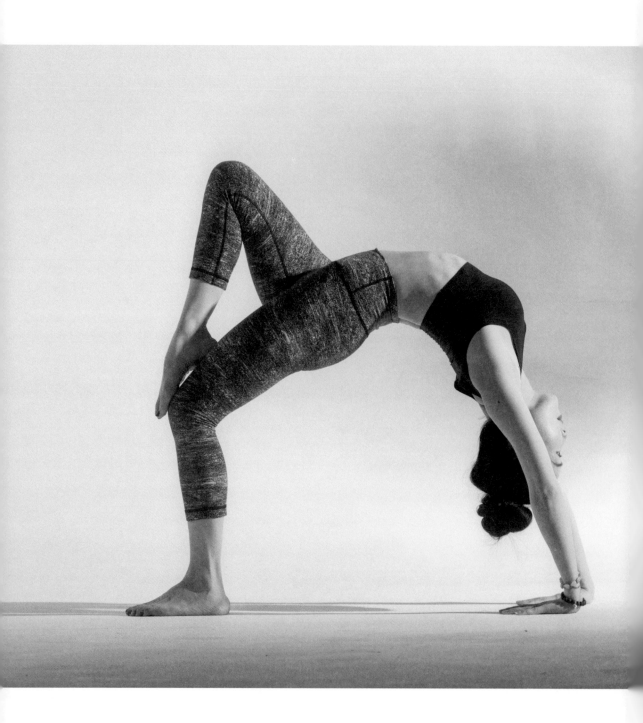

处发泄的欲望、怨念和自我放逐！有些产后妈妈的肚子就像吹气球一样，"噗"一下子给吹了起来，皮肤弹性被破坏，生成了纹，不叫妊娠纹，叫生长纹。那些太快变胖的人、太快从肥胖变消瘦的人，不科学地饮食或减肥的人，都会有"纹"——女人的天敌。

科学修复，真的很重要！产后减重有3大误区，大家一定要避免。

# 误区一：迅速减重

欲速则不达，花了多长时间增重的，最好花多长时间减重。妈妈整个孕期10个月长了10千克或者20千克，产后体重很快恢复了，不一定是好事。快速消瘦要么是新陈代谢出了问题，要么是肠胃出了问题，要么是其他更严重的问题。我们用10个月长的肉，至少要给身体10个月的时间，让它来慢慢恢复。

快速发胖和快速变瘦都是长妊娠纹的罪魁祸首。人体皮肤的弹性纤维快速被撑大、撕裂，产生妊娠纹、生长纹，肥胖或丰满的皮肤突然快速瘦回被抽干，色素沉着、松弛、萎缩纹也会紧紧跟上。

皮肤太干、弹性太差，快速地膨胀、快速地收缩，就容易出现各种纹路。那么应该怎么办？

第一，不管是增重还是减重，都要循序渐进，才能控制、预防妊娠纹等各种纹。我有学员说她整个孕期就长了10千克，可是产后还是有妊娠纹。一问得知，她第一个月就长了5千克，后面几个月是控制住了，但那一个月也破坏了皮肤弹性啊。

第二，控制体重。孕期长20千克的人和长10千克的人，一定是长20千克的容易有妊娠纹。我教授的学孕期瑜伽、控制体重的孕妇，几乎没有人长妊娠纹。

第三，多做运动。所有的运动，都可以促进新陈代谢，增加皮肤的弹性。孕产瑜伽针对我们最容易长妊娠纹的地方，比如耻骨到肚脐这一圈，有更多体式。如果是体重增加特别多的妈妈，大腿、臀部、后背，甚至乳房、肩膀、脖子、膝盖，都容易长妊娠纹。那就要在产褥期后做更多的伸展，前侧伸展可以增加前侧耻骨到肚脐的弹性和张力，侧伸展针对侧面，前屈针对臀部、后背。类似体式都可以预防这些部位妊娠纹的生长。

第四，多抹油，多按摩。抹油方法很重要。洗完澡之后，先抹油再抹霜。抹完之后，逆着皮肤的纹理搓。比如说肚子，从下向上、从外围往里，画小圈抹；后背和臀部，可以前屈或者侧卧，让老公抹，增加夫妻感情。

## 误区二：剧烈运动减重

整本书，我们都在说产后第一重要的是先恢复身体机能，子宫、内核心、盆底肌、腹直肌等，所有这些都是细微运动。不要着急减肚子，不要着急减重，减重一定要在身体机能恢复健康的基础之上再开始。

大肚子不是靠剧烈的、大幅度的动作来减的，内核心的练习、呼吸的练习就可以达到目的。身体机能恢复后也不要做太剧烈的运动，大动不如小动效果好，太剧烈的运动不如细微的呼吸效果好。

用了10个月长的肉，最好用10个月减掉。控制得了自己的体重，才能控制得了人生。

# 误区三：节食减重

产后减重切忌节食，节食不如改变食物种类。

无论孕期还是产后，平衡膳食、制订合理的饮食结构是日常饮食的关键，既要保证宝宝和妈妈的营养供给，又要避免营养过剩。蛋白质、碳水化合物及脂肪类食物搭配好，科学坐月子，月子里饮食恢复调整好了，体重恢复也就快了，不要把体重的恢复看成第一指标，内在恢复才是第一指标。

任何时候，节食减肥都是一种不可取的减肥方式，这种减肥方式以自身健康为代价，不仅不利于产后恢复，还有可能导致营养缺失，给自己和宝宝的健康带来问题。母乳喂养可以帮助你恢复，哺乳期给自己和孩子的营养也要均衡、合理、充足，产后节食不如增加食物种类，多吃易消化和促进代谢的食物。

产后妈妈想减重，多用心思搭配食物，不能偷懒走捷径。偷懒是万恶之源，不仅可能毁了你的身材，还有可能毁了你的生活。

美貌、身材，从来不是生活的必需品，但健康是生活的必需品。而爱，是奢侈品——爱，就是要给自己和家人多花心思。

# 产后情绪管理和冥想

有些话，出口就是刺刀，捅向妈妈的心：

"哪个女人没生过孩子？"

"喂奶你都不会吗？"

"就是因为你太瘦了，奶水才不够孩子吃！"

"老婆，孩子醒了／哭了／饿了／尿尿了／大便了，你快去看看呀！"

"你生的孩子，你不能不管……"

"都当妈的人了，你怎么还这么幼稚？"

……

这些话都是大忌，即使是开玩笑，也不要乱说。所有妈妈都会有情绪上的波动，这是客观存在的正常现象。产后24小时内，妈妈体内激素水平急剧变化，随着孕激素的退去，心理上对生理、形体恢复和新身份适应的压力，如果家人们又过多地关注孩子、忽略妈妈日常生活的艰难，新手妈妈就会越来越敏感，变得容易委屈、不安、焦躁、抑郁等，情绪起伏不定。产后心绪不宁和产后抑郁是产褥期常见的综合征，发病率在15%～30%。典型的产后抑郁于产后6周内发生，可在3～6个月自行恢复，严重的也可能持续一两年。不当的言辞、你以为的玩笑话，都有可能在这个敏感时期，不知不觉对新手妈妈造成严重的伤害或不堪设想的后果。

孕期也好，产后也罢，除了照顾好妈妈的吃、喝、睡、运动之外，理解和照顾她们的感受、情绪也是非常重要的。

## 相信自己的能量

情绪来自身边人，我们当然需要身边人的支持、理解和帮助。

老公能不能站在妈妈这一边，认可妈妈孕期的辛苦？父母公婆能不能站在妈妈这一边，分担妈妈养育的操劳？让妈妈感觉到自己被重视、被呵护，即使没有实际帮助到她，也比冷漠旁观、指使指责、重重抱怨好得多。

产后妈妈还处于持续的自我怀疑、焦虑失落中，需要安慰、鼓励和帮助，偶尔放纵、撒娇、偷懒，都是寻求帮助和宣泄负面情绪而已。家人们，平时多和她聊天、谈心，倾听她的抱怨，重视她的感受，体谅她的焦虑，不要让她产生自己只是传宗接代的工具这种负面、消极的想法。如果不会说话、不会聊天，那就帮忙多做事，少说话。产后妈妈身心疲惫，照顾宝宝日夜难以安眠，心理上情绪起伏、压力责任巨大，家人们要保证其心情舒畅、情绪稳定，这是非常重要的。

同时，产后妈妈也不要弱化自己。

每个妈妈都要经历孕激素来去的情绪冲击，也都要适应社会身份、家庭重心变化的心理压力，有些人很顺利地度过了，有些人的情绪波动带来了心理问题甚至疾病。这中间，妈妈自己的力量不可忽视。有情绪不可怕，哭也不可怕，要能正确地看待它们、疏导自己、积极面对。

朱丽叶·比诺什说："为了不让无益的情绪控制你、毁了你的生活，你必须要有一个强大的志向。女人容易纠缠在什么样的情绪里？嫉妒、抱怨、自怜、没有活力。所以专注地去做一件事情，长久地坚持，不断地突破，是女性获得快乐的秘密。"要男女平等，首先不要夸大女性的弱点。不管是妈妈，还是爸爸，生而为人，都不容易。日常琐碎忙碌，却不一定每每都有收获；明明都很辛苦、很努力，夜深人静时想起现状，却不知道自己在忙些什么、得到了什么。男女都可能充满压力，人人都可能对自己不满。

女性能量向来是可以与男性能量比肩，并且更具多元性和包容性的力量。在一个家庭中，女性的态度决定了家庭氛围。怀孕、生子更是打开了我们女性感受细微情绪、力量的大门，我们的很多情绪、委屈是真的客观存在，可是身边人也是真的理解、体会不了。因为这个而着急、愤怒、失去耐心、日夜争吵或者自己抑郁，都不是正确、聪明的做法，不要试图去要求、改变、控制老公、孩子和其他人……人唯一能控制的，就是自己和自己与这个世界相处的方式。试图改变别人，不如矫正自己，我一般更愿意矫正自己。我控制自己，不要被情绪操控。可以去运动，让汗水和呼吸给你创造更广阔的时空。我会去练瑜伽、冥想，觉察自己，认识到这种情绪是正常的，适应这种情绪的存在。等生活中再次遇到这种情绪，就有能力觉察到自己在这种情绪当中，接受自己在这种情绪当中，从而适应这种情绪，适应自己角色的转换。

## 看到自己的情绪

情绪，我们有没有办法控制它?

没有。我们不控制它，我们要看到它。

瑜伽有一个很重要的锻炼方式——调息，就是去觉察自己，通过冥想、静坐，通过呼吸，觉察你现在的状态，觉察你的情绪。通过觉察自我，让思想回到身体本身，让心灵来安抚情绪，还原一个人澄净明亮的内心，把压力和情绪释放掉。调息能够消除精神中的消极因素，扩大积极因素和其效果，帮助机体恢复内在平衡。这并不是说通过瑜伽，就能让自己变得多么美好，而是通过瑜伽观察自我，从而发现自己本来的美好。

女性的潇洒，就是内心接纳自己和外物，七情六欲和人间烟火都坦然、自信接受。即使生活不容易，也灿烂地面对。

瑜伽是"对心意、理智和私我之波动的控制"。正如浑浊的河水无法清楚地映照月亮，不安的心也不能适切地映照出灵魂。为了实现自我，必须消除心意波动，获得内心的镇定明净。冥想是一项技法和途径，把心、意、灵完全专注在原始之初，通过冥想来感受并和原始动因直接沟通，接纳自己，建立内心秩序，抚慰心灵，滋养身体，滋养精神。告别了负面情绪，才能重新掌控生活。

冥想是自己为自己营造安全、自由、舒适的空间与祥和的氛围，你的呼吸要保持平静、柔和、有节奏、自然、美好，这样你的身体和精神就是平静的、柔和的、有节奏的、自然的、美好的。

冥想时，我们可以这样想：看看当下，我们有可以伸展的瑜伽垫，有能教给我们最安全练习方法

的老师，我们的呼吸是顺畅的，我们的身体是健全的，我们已经优于这个世界上很多人，所以当下，我们就是最幸福的。忘掉你对完美的追求，万物皆有裂痕，光才得以透进来。保持嘴角上扬，带着爱意，带着这种呼吸，带着这种身体，从瑜伽垫上一直到日常生活中，无时无刻不带着这种觉察，感恩地生活。冥想可以让你看到生活本真，体验到生活本真，从而在日常焦躁中快速平静下来。真诚练习、觉察自我，享受瑜伽带来的身、心、灵的宁静和愉悦。看到自己的种种情绪，先接受，再去感恩，提升身心敏感度，探索纯粹的自己，捕捉微妙的幸福感，自己就是自己最好的导师和医生。

人心、情绪是很容易变化的，随着现状和心理感知两个方面随时波动。怀孕和分娩是人生的重要阶

段，有了这段经历，并且从中汲取养分，妈妈们才会开始心智成熟，熟女魅力爆发，也才更有底气去开拓新领域、实践内心真正的想法。

生完孩子后，我给自己最多的疼爱，就是一个人"动一动""静一静""想一想"——练瑜伽、静坐、冥想，这是最简单也是最根本的愉悦自我和变美的方式。疏导调控自我情绪，唤醒自我健康的节奏和能力，探索一个个不一样的自己。瑜伽是时间的艺术，能以此身此刻，遨游自我的无穷秘境，探寻内心世界和人类思想，发现自我，达成自我，这也是人生修行的终极意义。

· 王 昕 说 ·
WANG XIN SAYS

女性魅力不仅要武装外在，还要武装内在。女性不是弱者，产后妈妈也不是无聊妇女，在人间烟火中觉察自我，在呼吸冥想中澄明内心，探索永远有趣的自我，你将越来越是你想成为的样子。

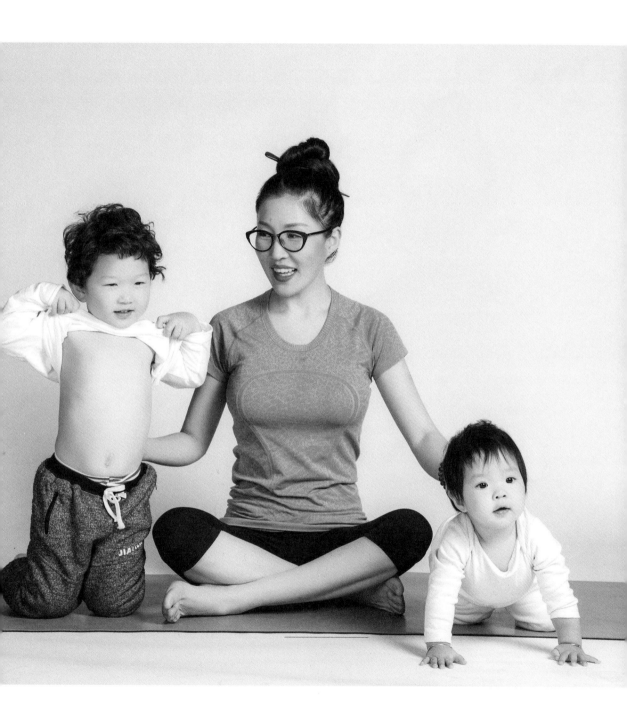

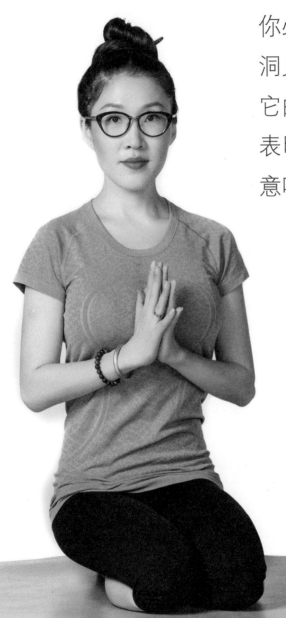

你必须烛照自己的灵魂，
洞见它的深刻和它的浅薄，
它的虚荣和它的宽厚，
表明你的美貌或丑陋对你
意味着什么。

——弗吉尼亚·伍尔芙

# 感恩自己

## 什么样的你，是你想要的你

我心目中的现代女性是这样的：她们不一定接受过最好的教育，却有着持续学习的能力；她们不一定去过世界各地，却有着广阔的视野和远见；她们不需要外在虚张声势，因为她们有丰富的内在支撑自我——她们懂得先感恩自己，再慈悲世间。

曾经有一个来跟我学习的瑜伽老师，浓眉大眼、身材高挑，标准的大美女，孕26周了，依然轻盈灵活。她自己一个人从很远的地方来，能很好地照顾自己，很独立、上进。我们上课时，她练习得很认真、勤奋，能快速地掌握教学内容，下课和周围人也能很快打成一片，待人热情、周到。可是，她说自己骨子里是个非常自卑的人。她生来皮肤有一点儿黑，所以从不觉得自己是个美女。如果别人夸她好看，她都觉得是客气话。从小到大，她的家里人，也都是"黑她"的教育和相处的模式，她的爸爸、妈妈、哥哥、老公没有一个人夸过她，不管是说她漂亮、上进还是别的优点，都没有。她也总是看着自己的"黑"，相信家里人说的"你就是笨笨的，也丑"。

做了瑜伽老师后，她的同事转述学生们私下夸她的话——美、厉害，她的第一反应是不敢相信。"那说的是我吗？确定吗？"很确定且越来越多夸奖的声音出现后，她才慢慢自信了一点儿，说服自己："我在做瑜伽时是美的，可能在生活中也是美的。"

是瑜伽让她变美的吗？不是。

是瑜伽让她觉察到了自己，看到了自己的美。

我们常常会发现，有些很美的人觉得自己不美，一直整来整去，希望更美；有些很富有的人觉得自己不够富有，依然想方设法，想拥有更多。人们对自己的不满有时无穷无尽，有时毫无道理。

一个人的心灵主宰着他的思想、行为、精神和情感，也决定着他怎样看待自己和这个世界，以及如何与这个世界相处。人心本来是自由、快乐的，但在现代这个物质极度丰富的时代，人的心灵也容易被"物化"。物质、外在标准和价值，左右了人们的喜怒哀乐，控制了人们的心灵，无尽的欲望使人们活得压抑、疲倦和功利。

焦虑比实际缺乏更使人显老、显丑，欲求不满比现实问题更无法解决——你解决的不是真正的问题时，问题永远也无法被解决。很多人就是在缘木求鱼。其实，年轻就显年轻，自信就显自信，你先爱自己就有人爱你，你觉得自己富足你就是富足的，你觉得自己不行就很难真的行。解决人们的焦虑，使人正确地认识自己，这才是解决真正问题的第一步。

那位瑜伽老师她一直是她，以前自卑的她是她，现在自信的她也是她。她没有变，变的是她对自己的认识。与其说是她变好了，别人对她的看法改变了她对自己的看法，不如说是她终于看见自己本来的美好。

很多人问过我，瑜伽是什么？

有的说是一种修炼方法，有的说是一套哲学体系，我更愿意说，瑜伽是一种生活方式，一种发现自己、接纳自己、感恩自己，认清生活、接纳生活、感恩生活的生活方式。

当然，瑜伽练习可以使身体变得更舒展、更柔美、更强韧，让人阴阳平衡、刚柔共济。修习瑜伽，你身体缺乏的，练习可以帮你补足。比如你"阴柔"的话，瑜伽练习就给你点儿"阳气"；你"阳盛"的话，瑜伽就给你点儿"柔美"，最终达成一种身体内在的平衡。瑜伽是一种自己跟自己沟通的最适合的方式，通过觉察身体各个部位，觉察自己、接纳自己、调节自己，让自己变得自信，从而从容去对待自我和这个世界。

练习瑜伽，我们会发现自己原来还可以，而不再去纠结种种不满意。对瑜伽最好的修习，就是把在垫子上的这种觉察，带到我们日常生活当中，就会带来人际关系的平衡、生活的平衡，直至自己和这个世界相处的平衡。

# 感恩自己

我们每个人都是很美好的，只是每个人美好的呈现方式不一样，就像术业有专攻，每个人都有属于自己独特的美好、优势，我的专攻是孕产瑜伽，你的专攻可能是财务、是医护、是手工、是文学、是持家……可是有些人每天都追求着不是自己专攻的那一面，并且因此忘掉了自己的专攻，觉得自己哪哪都不好，这都是错误的焦虑。

生活忙忙碌碌，很多人不知道自己在忙什么、在追求什么，偶尔夜深人静时想到自己好像还一事无成的样子，于是，对自己不满，对伴侣不满，对家庭出身不满，对生活哪哪都不满。被这样的心态绑架的人生，不管你真实情况怎么好，都会越来越觉得痛苦难忍，生活毫无意义。你需要做的是，深呼吸，觉察当下的呼吸，察觉当下的身体，接纳自己，找回理智，解放心灵。

我们都是平凡的人，像盐一样平凡，但是也像盐一样珍贵。你接纳自己，美就来了。修习瑜伽的人更美好，不是因为瑜伽让你变得更美好，而是瑜伽让你找到了你内在本身的美好。

做你自己，就很美好。

人生的全部都很美，瑜伽让我们即使身处贫瘠，也能发现幸福，在幸福时感恩幸福。

瑜伽大师艾扬格说，瑜伽体式有3个层次的探索，外部探索是为了身体坚实，内部探索是为了智力稳定，最深入的探索，是为了心灵仁慈。我们每次学习的最后一节课，就是感恩课，在本书的最后，我们也为自己上一次感恩课：

扫码听语音
跟随冥想

请将小腿交叉坐，胸口提起，身体打开，双手掌心朝上放在腿上，调整骨盆，左右动一下，找到一个自己最舒服的姿势。慢慢地闭上双眼，嘴角上扬，带着爱意微笑。当你的双眼闭上，就不再受外界的任何干扰。

每次练习的最后几分钟里，都请给自己一点儿时间，跟你的身体，跟你的意识，跟你周围的能量，身边的同伴、家人与孩子，做一个连接。

感受一下你此时的存在，感受一下你周围能量的流通，感受一下房间里充满着的爱和被爱。

保持自然、顺畅的呼吸。感受你此时的心念，感受你此时的身体，试着不要再对自己有太多的苛刻和责念，试着不再去计较你的功过与得失，放下所有的压力，放下所有的评判，也放下所有的期待。你只是停在这里。让你的骨盆和根基变得更加稳健，让你的脊椎一节节地打开，让你整个人变得越来越舒畅、高挑；让你的胸口往上提，让你的心房远离肚脐，让心真正打开，试着用你的心去看一下你的心。看一下你的心在此时是否变得越来越柔软，越来越温暖，也越来越美丽。

相由心生，境随心转。如果你的内心能够真正柔和下来，你的面相也自然会变得越来越柔和、越来越美丽。一切的外境，也会随着你内心的改变而变得越来越顺利。你是一切的根源，你期望外人和外境如何对你，你就要先这样去对待这个世界。慢慢地呼吸，希望你能够真的发觉你自己。我们不需要向外求，你的美好不是外人给的，不是专业给你的，而是当你能够真正觉察你自己的时候，你会发现你就是美好本身。

请你学会去爱自己。不管在你的生命当中，在你的家庭和生活当中，在你的工作当中，你认为你是否重要，你都是这个世界上无法替代的存在和个体，你是最美丽的，你是最完美的，你是最值得被爱的。而你也拥有所有爱别人的能力。

学会再次接受你自己，放下过去别人和自己对自己的评判，那都是不真实的。此时的你，才是最真实的。

此时的你，有一个健康的身体可以坐在这里，虽然房间可能拥挤，但也足够你完成这些伸展和练习。虽然空气可能不是你想要的那么清新完美，但是我们有顺畅的呼吸。虽然你还有很多内心需求没有被满足，可是我们有健全的身体。我们能够坐在这里，有体会、学习的机会和能力，我们就是幸福的。请学会接受这种幸福，请学会感恩这种幸福。接受和感恩之后，你才能更好地爱这个世界，爱这个社会和你自己。记着，你就是美好本身。

宇宙最大的一个能量原则就是它是圆的。你是什么，你所给予的一切，最终都会原封不动返回，再回到自己身上。所以不要吝啬你的温暖、你的美好，也不要吝啬你的专业、你的慈爱，大胆地去爱自己和他人。信任自己，从此时开始爱和帮助来到你身边的每一个人。

继续保持自然的呼吸，觉察当下的自己，保持你骨盆的稳定，保持你脊柱的中通正直，让能量到达你身体的每一个部位。打开你的双眼和双手，去拥抱身边的人吧。当你的内在慈悲生起，你就会越来越是你想要成为的样子。你的样子，就是你孩子的样子。你想要你的孩子怎样，作为妈妈你就要怎样。

感恩自己。

· 王 昕 说 ·
WANG XIN SAYS

感恩自己，感谢我们自己为怀孕和分娩、为家庭所做出的所有努力。感恩身体，感恩心脏，也感恩孩子选择成为我们的孩子，感恩家人、同伴、老师对我们的陪伴和教养，感恩世间所有的善知。

我们已经拥有优于这个世界上很多人的幸福，我们要感恩这种幸福，在瑜伽垫上，也在生活中，带着这种感恩生活，你将越来越是你想要成为的样子。

# 附 录
# 产后瑜伽所需工具及挑选方法

"工欲善其事，必先利其器"，产后瑜伽的辅助工具选择也是如此，要给天下女性最全面的保护，辅具的选择标准就是无味、安全防爆，孕妇专用最好。

瑜伽辅具发明的初衷，是为了让身体受到局限的瑜伽修习者同样享受瑜伽。没有人不用辅具，你站的地面就是辅具之一。当你的手或腿无法落地时，老师过来给你塞一块瑜伽砖，稳定；当你坐不稳时，老师用弹力带固定你的腿，标准；当你趴不下去时，老师让你趴在抱枕上，舒适……对于很多身体僵硬的瑜伽初学者，这些辅助小工具能帮助她们完成体式，同时又避免损伤。

辅具可以分为训练类器材和按摩类器材，按摩类器材可以按摩僵硬的身体，放松运动后的肌肉，两者结合，让练习更加安全、有效、易完成。

产后修复瑜伽，除了日常必备的瑜伽垫、毛毯、眼枕之外，还要准备的辅具如下：

## 瑜伽砖

瑜伽砖是为初级练习者和柔韧性稍弱的练习者提供的辅助工具。身体当下的力量和柔韧性还没有准备好更稳定地进入某个体式时，垫块瑜伽砖，用瑜伽砖来支撑身体，可以帮助身体达到一些理想体式。降低受伤的概率，在安全的基础上，把每一个体式都做到完美，进而强化塑身效果。

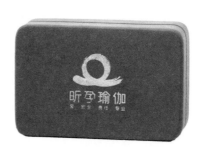
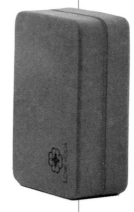

## 瑜伽抱枕

瑜伽抱枕通常用于支撑背部、腰部肌肉，多用于放松阶段的瑜伽姿势，增加舒适度并减少运动伤害。在做背脊的延伸练习、复健治疗动作、深呼吸休息时，它是提供稳定支撑与放松的辅具，平常亦可当作小腿的支撑垫，对放松腿部肌肉也很有帮助。

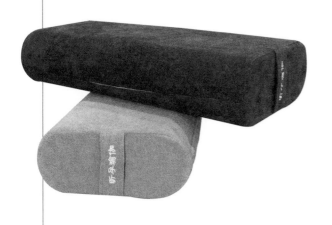

## 瑜伽分娩球

　　瑜伽分娩球也称健身球、瑜伽大球，多是柔软的PVC材料制成。主要配合针对腰腹、脊背、骨盆等重要部位的瑜伽体式，练习时要结合缓慢、有节奏的呼吸进行伸展、挤压。它有按摩作用，可以促进人体血液循环，达到放松和消耗脂肪的功效。分娩球还能提高专注力，减轻精神压力，增强四肢和脊椎的承受力。

　　使用分娩球要注意，打气的时候打到"八分饱"，这样球身更有弹性，方便做动作。在家自己练习时要注意安全和平衡，可以在地上铺一条瑜伽垫或大毛巾，既能保持清洁，也不易打滑。

　　"球瑜伽"的趣味性更强，特别适合女性修身塑形，练出更完美的线条。

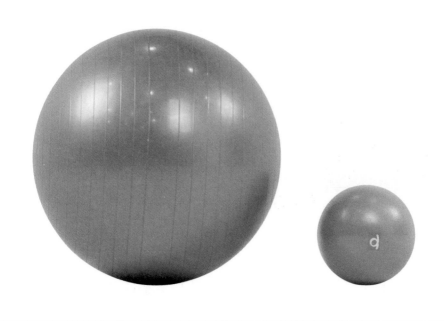

## 麦管球

麦管球也叫迷你普拉提球、瑜伽小球，是瑜伽普拉提众多轻器械中的一种。它有一根麦管，包含在产品里，用的时候用麦管吹起来，气也不要过饱。在气没有吹足的时候，它可以做支撑垫来使用。

麦管球可以做花样繁多的练习，颈部按摩、胸部按摩、腹部肌肉训练、盆底肌训练和按摩等，还可以通过它加设不稳定性和抵抗性，来增加垫上动作的难度，有效地刺激腹肌和大腿内侧，是锻炼柔韧度、力量和耐力的好帮手。麦管球的按摩功效也非常适合放松和深度放松身体用。

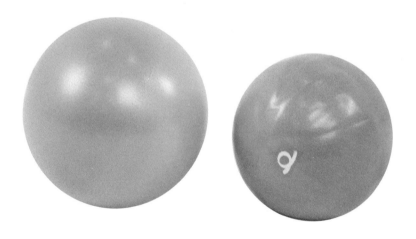

## 孕产专用数字弹力带

月子里最好的瑜伽辅具之一。孕产专用的数字弹力带是纯棉的，可以随身携带、随时帮助练习。它重量轻，没有惯性，没有动力，不能借力。由于提供的阻力与重力无关，训练时不能借力，更自由，多变化，训练效果更佳。弹力带阻力训练可以获得3种不同的训练效果：增加肌肉力量、增加肌肉围度和增加肌肉耐力。

使用弹力带可以有效改善肌力、身体活动能力和灵活性，有效提高运动成绩，帮助治疗人体的多种慢性疾病。

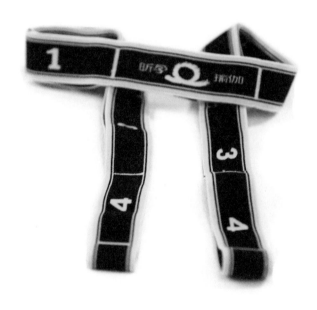

## 平衡垫

平衡垫是一个厚的橡皮垫子，空心，一面光滑，另一面有很多按摩颗粒，根据它的不同材质，使用之前有的需要灌水，有的需要充气。平衡垫利用它的不稳定性，让你在保持身体平衡时，躯干及各关节达到锻炼的效果。平衡垫是锻炼内核心的重要辅具。有按摩颗粒的一面可以进行按摩治疗。

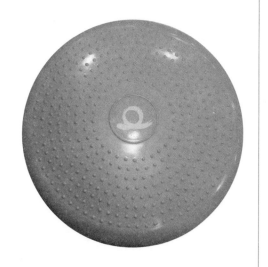

平衡垫的安全性很高，需要注意的是初次使用时，要防止脚踝扭伤。刚开始练习时，身体不稳，不要将气或水充得太足，这样稳定性就能增加，不容易滑落。随着水平的提高，气或水可以充得足一点儿，通过更强的自身平衡能力来保持姿态，关节的稳定性也从中得到提高。

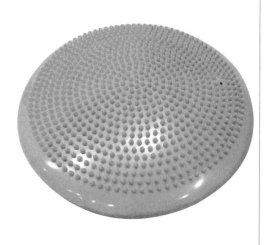

平衡垫构造简单、携带方便，个头不大、不占地方，因为可以随时随地使用，也成了宅男宅女最爱的运动器械之一。

## 泡沫轴（可不用）

泡沫轴，也叫瑜伽柱，由聚氨酯泡沫胶制成，一般长度为90厘米，直径15厘米左右，外表有凸起，分为实心和空心两种。实心瑜伽柱比较软、长、舒适，适合大范围的运动；空心瑜伽柱比较短、偏硬、做工好，适合局部的专业运动。

泡沫轴重量轻、缓冲弹性强，用于浅层肌肉（表皮下的大块肌肉）和浅层筋膜的放松。通过挤压作用，使肌肉增加含氧量，加速血液循环，还可以促进挤压位置的淋巴循环。泡沫轴也能作为平衡性组件，以核心肌群（尤其是腹横肌）为训练目标设计动作，强化肌肉力量，提升平衡力和协调性，还可以训练身体侧链肌群，同时舒展大腿外侧阔筋膜张肌。它外表面的凸起用于刺激深层肌肉、小肌肉与筋膜，有分离肌肉粘连和促进血液流动的功效，是使用频率较高的小器材之一。

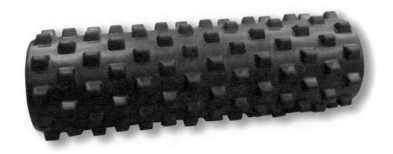

## 波速球（可不用）

波速球，也叫健身半球、平衡半球。由上下两个部分组成，上半部分是橡胶制成的半球，下部分是一个塑料平台，平台两侧有凹陷的把手，方便携带和移动。波速球的两面都可用于训练。由于球面不稳，无论与球的哪一面接触，无论是以站、仰卧、俯卧、坐、跪、蹲哪一个姿势在上面做动作，都会让身体晃动起来，难度增大——考验核心力量的稳定，强化核心肌群，提升身体平衡感，这就是波速球的价值所在。

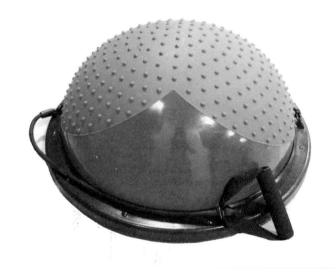

除了以上辅具外，日常锻炼还可以借助桌子、椅子、墙壁、毛巾、长围巾等，用作支撑或者延伸辅助。

希望每一位练习的妈妈都正确使用辅具，这样才能安全地享受自己的瑜伽时间。

# 一切为了母婴健康

24岁，我从医院辞职，决心以瑜伽为自己的职业，一年后，我开始专攻孕产瑜伽，决定把它作为终生的事业来做。

进入孕产瑜伽领域，纯属机缘巧合。

没有从医院辞职时，我是一名护士，兼职做瑜伽老师。当年有个区卫生局，想找有医学卫生知识的瑜伽老师给他们录一个内部示范教学视频，我就去拍了。那是卫生局内部网站的节目，没想到拍完示范

教学视频半年后，就有母婴机构找我做他们的孕产瑜伽老师。那时候我初生牛犊不怕虎，虽然还有很多不懂，但是边教边学，遇到问题，就厚着脸皮请教以前医院妇产科的专家老师们。

一个人一个人地教，一点一点地积累实践经验，有第一个学员就有第二个，当我教到20多个孕妇的时候，我就越来越想好好地教孕产瑜伽。来学习的妈妈们在我很简单的帮助下，身体、生产都能舒服、

顺利，那如果我可以做得更好呢？

　　那时候一周只有一节课，趁着空当，我开始找会孕产瑜伽的老师学习。当时国内的瑜伽市场刚开始兴起，孕产瑜伽根本没有人可以指导。我几乎试遍了国内老师的课。感谢我的医学基础知识，有的课听一会儿就知道种种问题：不安全的体式、违背医疗常识的知识……我就走了，换下一个试。孕产瑜伽，妈妈和孩子的安全一定也永远是第一位的！这是孕产瑜伽最基本的职业要求，也是目的——我们所做的一切都是为了母婴健康。

　　我开始看国际上瑜伽运动更普及、更日常的欧美国家老师的课程，他们也没有专门针对孕期的孕产瑜伽体系，有的只是孕期可以练习的瑜伽。我还是去了美国、印度学习，学习他们的实践经验，充实我的瑜伽体系。回国后，再根据我的教学经验和我们中国妈妈的特质，调整、融合成适合我们体质、习惯的课程内容。越来越多的孕妈妈跟我上课，看着她们因为孕产瑜伽的练习，生产顺利、疼痛减少、恢复良好，一个一个变得越来越自信、美丽，我高兴、自豪，有种特别的幸福和成就感。

我是山东人，山东人骨子里有种敢干、耿直、倔强的冲劲儿，我既然做就想要做到最好，要对得起来学习的孕妈妈的信任，唯有不断学习，继续教学，才能回报这份幸福感和成就感。我开始常常出去学习，一出去就是10天左右，然而一般孕妇能练习孕期瑜伽的时间只有五六个月，我走了就要停课，错过了，珍贵的孕期时间是没有办法补回来的——找不到老师代课，别人要么不会，要么不敢——不敢其实也是因为不会。没有人教我的学员，我学习就特别不踏实。怎么才能找到别的老师来帮我，不停课且对孕妇负责呢？

2010年，我开始做孕产瑜伽老师的培训。把我的知识和经验分享给其他瑜伽老师，就可以有人代课啦。

　　我把我孕产医疗的知识、孕产瑜伽教学的知识和经验，全部写下来，编成教案，拿给不同的妇产科大夫看，让老师们指导、改正后，开始作为培训教材。刚开始上培训课，只有两三个人，慢慢有7个人就很不错了，后来因为教学质量、口碑好，人多了起来。教着教着，我在瑜伽圈子开始小有名气。

　　2012年，我刚刚30岁，单身，没有结婚、没生过孩子，因为常年

运动，人也显年轻、稚嫩，却因为教孕产瑜伽小有成就。那时候我受邀参加一个国际级的瑜伽大会，别人还是会有偏见。不管我的专业经验怎么样，大家都只觉得你不过是个小孩子，还太年轻，看到我和我的专业就会问："你的优势在哪里？"潜台词就是，你没有结婚生孩子，更没有孕产经验，你凭什么能把孕产瑜伽做好？

　　我从来都严肃回答：我喜欢瑜伽，当我发现孕产瑜伽真的可以帮

助到孕产期的妈妈们时，我更喜欢了。虽然我没有生过孩子，但是我教学严谨、专业。我学过医，我可以咨询很多医疗界的朋友和老师，使我的孕产临床知识更扎实；我学过各种各样瑜伽的课程，我擅长利用它们丰富我的教学内容、我的孕产瑜伽体系。

虽然大家都是好意，带着好奇来提问，被问得多了，我也受挫，但是我愿意学习、愿意丰富我的知识体系啊。当时，我心里就默默发

下大愿：我一定要变成最好、最专业的孕产瑜伽老师，我要让我的学生感受到我是这个领域最全面、最好的老师。我把它记在心里，并且一直向着这个方向努力。

术业有专攻，每个人都有他的局限性，但不断学习，就能打破局限性。我一边教学、培训，一边不断地出去学习、练习。去美国、印度、欧洲各国，既学习瑜伽知识，也学习医学知识，参加各种前沿科学、医学和运动学的大会……

不管工作，还是学习，我常常出差。我妈妈，一个山东老太太，看见我打包就会直接问："你是去花钱还是去挣钱？"去学习，有些国外的课程特别贵，两三天光学费就几万块。去上课，不管是培训还是私教，我妈妈知道那就是去赚钱。

如果是去学习，我妈妈就难得地赞美我："你已经很好了，什么都会了，怎么还去学习啊？浪费钱！"如果是去上课，她就不夸我

了，会非常温柔、和颜悦色地说："好好对学生啊！别老大大咧咧的！"有阵子外出学习多了，总花钱，老被数落，我有一天认真跟她说："妈妈，你看着我是去花钱，但是，我花了几千或者几万块，学了别人好几十年的经验，少走了十年、几十年的弯路呢！国外好多70多岁的老太太，是母婴方面的专家或者孕产方面的老大夫，还满世界飞地出差讲课呢。妈妈，我跟她们学，你说值不值？"老太太想半

天："也值。"歇了也就一秒钟接到："但还是挺贵的。"

但真的值得。

自从我30岁发大愿，要做中国最好的孕产瑜伽老师，迄今又过去了6年，这6年，即使结婚、生子，我也一直在这条路上努力着，没有停歇。我们每次培训教学，口号都是"一切为了母婴健康，我们永远在一起"。我不敢说这个领域没有人做得比我好，但我一定是最用心、最认真的。我们专攻孕产瑜伽的教学和培训，大量的孕妇来上课，实践实战，积累出符合中国女性最正确的经验和知识，解决实际的问题，帮助妈妈们成为自己想要的样子。

成长从来没有捷径，只有通过不断地教课来实现。成绩也从来不只属于一个人，而属于所有的参与者。从我开始做孕妇的私教课，到做孕产瑜伽的教学培训，迄今为止十多年过去了，要感谢很多人的信任和支持。

最感谢的，是第一批跟我学习的孕妇学员和第一批跟我学习孕产瑜伽的瑜伽老师。回想当年，我还是稚嫩、不成熟的，和现在比有很多局限、不够专业，但是感谢她们一直信任我，跟我学习。后来她们其中有一部分人又回来了，不断地跟着我的学习来学习，跟着我的成长而成长。非常感恩她们的信任和陪伴，没有她们，就没有现在专业、全面的我和"昕孕瑜伽"。

其次，很感谢我妈妈，我生完孩子后还能继续上课，都是她在帮我照顾孩子，解了我很多后顾之忧。虽然她脾气不太好，但是我非常爱她。

还要特别感谢我老公——金先生。不管我怎么样做，他都特别支持我。他不会认为我忙于工作，就不是一个好太太、好妈妈。他看到我上课，认为我的事业是"造福子孙后代的事儿"，所以他全力支持我。唯一让他不高兴的，是他认为我讲课太多、太辛苦，生病、不舒服时，他会心疼。他心疼的表现就是生气、数落我："不许去讲课了！"我非常感谢和爱他。

我更感谢我的两个孩子，他们不嫌弃我这个妈妈有很多不尽如人意的地方——脾气不太好、陪伴有点儿少，他们让我当他们的妈妈，他们让我的人生变得丰富，让我经历了孕产的一切困难，带着这些困难经历，我可以更好地教学生。

感谢协和这个大平台，感谢很多医护人员给我的帮助。特别感谢中国妇幼保健协会的宋岚芹副秘书长，把我介绍给全国的医护工作人员。特别感谢来到我课程当中的和即将来到我课程当中的所有妇产科的医护工作人员，他们的正确影响是远远大于瑜伽老师的，他们正确的学习和知识传播，可以促进整个行业和整个社会的发展和认知提升。就像中国妇幼保健协会第九届年会的口号一样，"母亲强，儿童强，国家强"。感恩，也期待大家都能为了母婴健康多出一份力。

大健康时代，知识改变时代，运动改变基因。全社会多多关注孕产瑜伽，就会让孕产健康从小种子长成参天大树，大树底下好乘凉，未来无数后代的健康靠它荫庇。

感谢所有学习孕产瑜伽的老师，希望大家都带着爱和责任从事这个行业。感谢每一个读完这本书的读者，希望想要宝宝的育龄女性都好好生、好好美，阖家幸福。

母亲强，儿童强，国家强。这条路很长，希望你陪我一直走下去。

**图书在版编目（CIP）数据**

好好生　好好美：跟王昕学产后修复瑜伽 ／ 王昕著
. —— 北京：中国妇女出版社，2019.11（2020.4重印）
ISBN 978-7-5127-1783-1

Ⅰ.①好⋯　Ⅱ.①王⋯　Ⅲ.①产妇－瑜伽　Ⅳ.
①R161.1

中国版本图书馆CIP数据核字（2019）第200835号

读者请注意：本书所涉及的所有运动、健康相关内容均非医疗诊断，但其中提供了何时及怎样就
医的建议。出版方对任何声称从本书内容或建议中受到的损害或损伤，不负有任何责任和义务。

**好好生　好好美——跟王昕学产后修复瑜伽**

作　　者：王　昕　著
责任编辑：李一之
封面设计：季晨设计工作室
责任印制：王卫东
出版发行：中国妇女出版社
地　　址：北京市东城区史家胡同甲24号　　　邮政编码：100010
电　　话：（010）65133160（发行部）　　　65133161（邮购）
网　　址：www.womenbooks.cn
法律顾问：北京市道可特律师事务所
经　　销：各地新华书店
印　　刷：北京中科印刷有限公司
开　　本：185×235　1/16
印　　张：17
字　　数：260千字
版　　次：2019年11月第1版
印　　次：2020年4月第3次
书　　号：ISBN 978-7-5127-1783-1
定　　价：79.80元